JN005192

Sidowが教える
人間関係も仕事も
「しんどいこと」を
リセットする方法

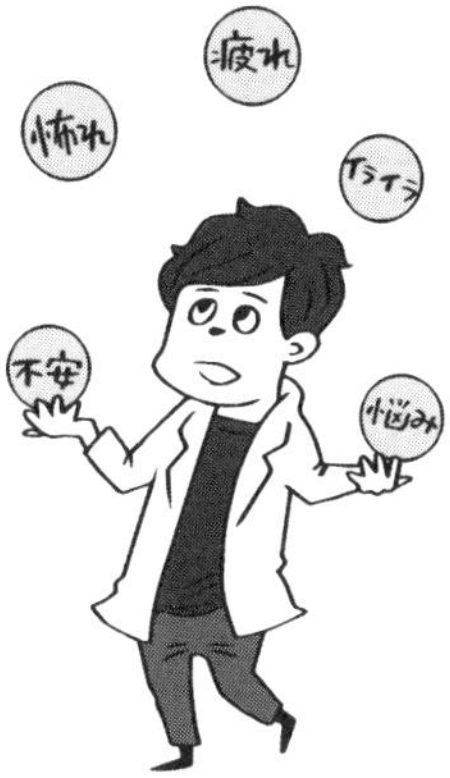

メンタルドクター
Sidow

大和書房

はじめに

みなさん、こんにちは。精神科医のＳｉｄｏｗと申します。私の本を手にとっていただき誠にありがとうございます。

初めて私のことを知る方もいるはずなので、簡単に自己紹介をさせてください。

私は「メンタルドクターＳｉｄｏｗ」という名前で、精神科や人間心理に関係するトピックを主にＳＮＳで発信しています。


なんだか怪しい名前……


と感じる人もいるかもしれませんが、普段は精神科病院に勤務する現役の精神科専門医です。

「精神科医◯◯」という名称だと少し堅苦しいので、多くの人が身近に感じられるように、この名前にしました。病院の仕事以外で名乗っているハンドルネームだと思ってください。

特定の専門分野はありませんが、精神科のなかでもＳＮＳと心理の関係、ネットいじめ、ゲーム依存、遠隔診療など時代の移り変わりとともに新しく出現したトピックに興味があり、臨床のかたわら研究もしています。

私がＳＮＳで精神科に関する情報の発信を始めたのは、精神科医になってすぐのことです。

精神科医になりたての私は、仕事に追われながらも日々精神科に関する情報収集を行なっていました。サーチエンジンやＳＮＳを使って精神科に関する話題を調べることも多くありましたが、インターネット上に存在する情報のなかには、間違ったものもあふれている、ということに気づきました。

たとえば、「精神科にかかると薬漬けにされる」「精神科に入院すると二度と退院できない」など事実無根の情報が平然と並んでいたのです。

さらには「精神科の患者はずっと入院させておくべき」「精神科の患者は何をするかわからない」など、精神疾患を有する患者さんに対する差別や偏見も目にすることが多くありました。

とくに当時のインターネットの情報は、専門家が自ら発信しているものは珍しく、一般の人が誰でも作成できるブログなどの記事が主流で、信憑《しんぴょう》性が担保されていないということが問題視されていました。

こういった情報を目の当たりにし、私は精神科の専門医という立場から、精神疾患の正しい知識を広めること、また精神科に対する差別や偏見をなくす必要があると感じました。

ちょうどＳＮＳが普及しつつあり、多くの人が利用を始めるタイミングでもあったため、ＳＮＳによる精神科の情報発信を始めるようになりました。

しかし、実際に精神科の情報発信を始めて気づいたのは、精神科に通う人だけが精神科の情報を必要としているわけではない、ということです。

いわゆる「精神疾患」を有していなくても、日常生活や人間関係で悩みを抱えている人はたくさんいて、そういった人たちは少しでも気持ちがラクになる方法を探している、ということに気づきました。

それからは実際に通院している人たちだけではなく、より広い層に向けて精神科の知識が伝わるような情報発信を心がけるようになりました。それが精神疾患の予防にも役立つのでは、と感じるようになったのです。

不健康な食生活や習慣、というものが存在するように、不健康な考え方や認知、というものも存在します。

不健康な習慣を続けていると体に悪影響が出てくるように、不健康な考え方を続けていると心に悪影響が出てきます。

ただ、体への影響は症状や検査によってある程度客観的にわかるため、早めの対処ができますが、心への影響は目に見える部分が少なく、悪化した場合、「もっとがんばらないと」「甘えていちゃダメだ」と考えてしまい、適切なブレーキがかけられないことがあります。だからこそ不健康な考え方と、その結果どんな影響が出てくるかをあらかじめ知っておき、早めに対処することが重要なのです。

私がこの本を執筆したのは、世の中にあふれる不健康な考え方をできるだけ減らし、少しでも多くの人が心に負担をかけない思考を身につける手助けをしたいと思ったからです。


本書では、私たちが日常生活で直面することの多い70個の悩みを紹介し、それぞれへの対処法を示しています。

悩みは６つのカテゴリーに分けられているので、とくに自分が陥りやすい考えや悩みだけをピックアップして読んでいただいても構いません。


どの悩みについても、自分では気づきにくい「不健康な考え方のクセ」や「どのように別の考え方にシフトするか」などをなるべくわかりやすく書き記したつもりです。

自分が陥りやすい悩みを見つけたら、まずは「こういう考え方もあるのか」とじっくり読み込んでみてください。

さらに、もし実際の生活で同じような悩みに遭遇した場合は、「そういえばあの本に同じようなことが書いてあったな」ということを思い出していただければと思います。

それを繰り返して、反射的にこの本に書いてある考え方を実践できるようになれば、これまでよりも人生が過ごしやすくなるはずです。


精神疾患はストレスが蓄積した結果発症するものも多いため、ストレスを回避する方法を身につけることで、知らず知らずのうちに発症を予防していた、ということもありえます。

もちろん、すでに精神科に通院している人でも、考え方を変えて行動することで、治療につながったり回復を早めたりする可能性があります。


自分の考え方のクセを知り、それを別の考え方に変え、その考えに基づいて行動を変える。この一連の過程を精神科の用語では「認知行動療法」と呼び、れっきとした精神疾患の治療法として確立されています。

本書は本格的な認知行動療法を実践するためのものではありませんが、「考え方を変える」という基本は共通する部分があるので、日々の生活で活用できる部分は多いでしょう。

もちろん、なかには「とてもそんな考え方はできない」「自分には合わない」と感じる内容もあると思いますが、その場合は無理に取り入れる必要はありません。

あくまでこの本を通じて「物事にはいろいろなとらえ方・考え方がある」ということや、「考え方を変えるとストレスを減らせる」ということをみなさんに感じていただきたいと思っています。

人生を生きるかぎり悩みは尽きません。イヤなことが続いてやる気をなくし、生きるのがつらいと感じてしまうこともあるでしょう。

しかし、実際に生活のなかで起こる出来事は、「イヤなこと」という姿で現れるのではなく、「イヤだと自分が思うこと」に変換されているに過ぎません。

ある出来事が起きたとき、それに対して自分が「イヤなこと」というラベルをつけていれば、それはイヤなことになるのです。

たとえば上司に叱られたときにも、それを「苦痛な時間」と考えるのか、「成長のためのステップ」と考えるのかでまったく意味は変わってきます。

もちろんすべてのとらえ方を変えることは不可能ですし、ときには本気で悩んだり悲しんだりすることも必要です。けれど、日常のふとした瞬間に現れる悩みやイヤなことを減らせたら、今よりも生きることがラクになると思いませんか。

まずは気になるところだけでも目を通してみてください。

本書を通してみなさんの日常の悩みを少しでも軽くできるなら、精神科医としてこれ以上嬉しいことはありません。

メンタルドクターＳｉｄｏｗ

もくじ

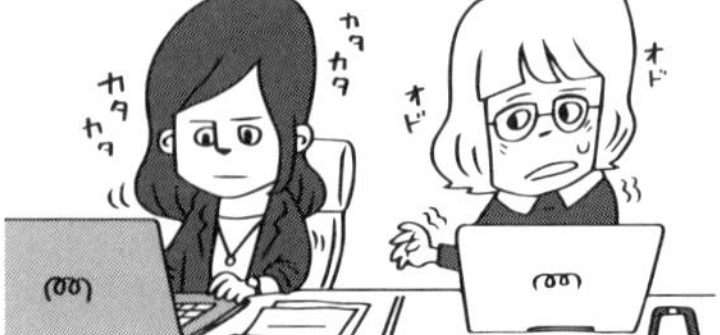
あ、あのさー…
オド
オド
カタ
カタ
カタ
カタ

CHAPTER2 距離がとれない

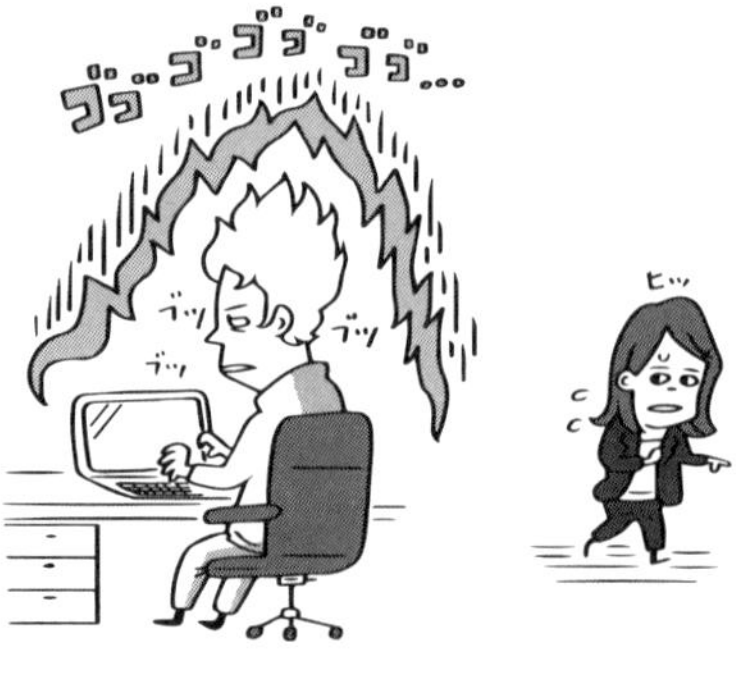

ゴゴゴゴゴゴ…
ブツ
ブツ
ブツ
ヒッ

CHAPTER 3 あいつをどうにかしたい

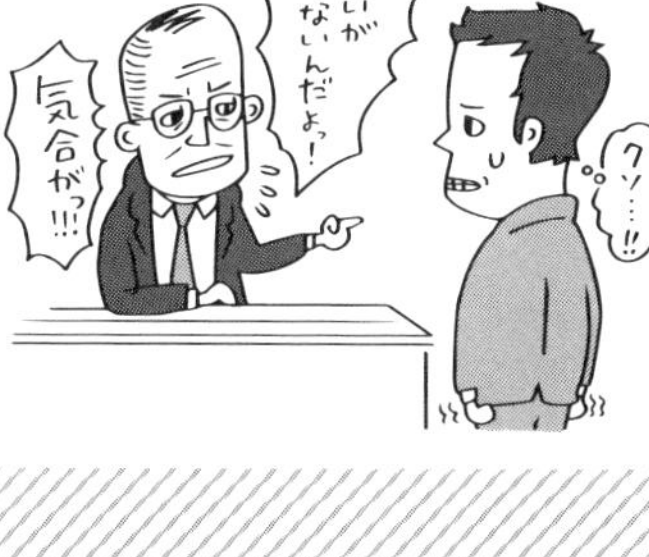

クソ…!!
要は気合いが足りないんだよっ!
気合がっ!!!

CHAPTER4 自虐で潰れそう

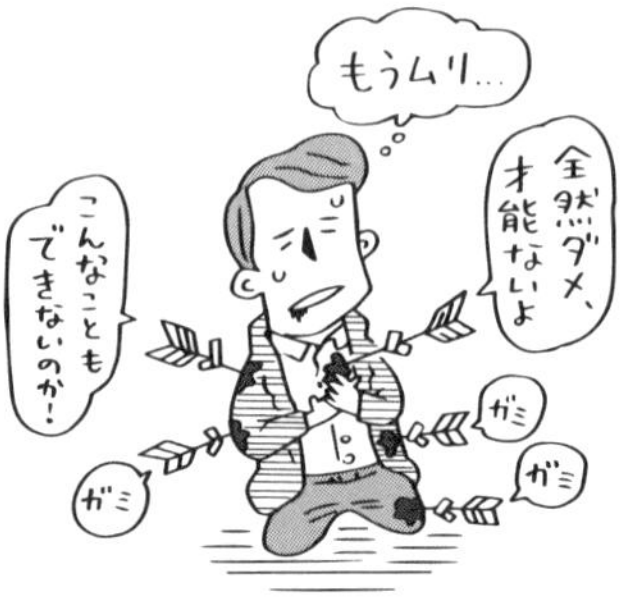
もうムリ…
全然ダメ、才能ないよ
こんなこともできないのか！
ガミ
ガミ
ガミ

CHAPTER5 できないことだらけ

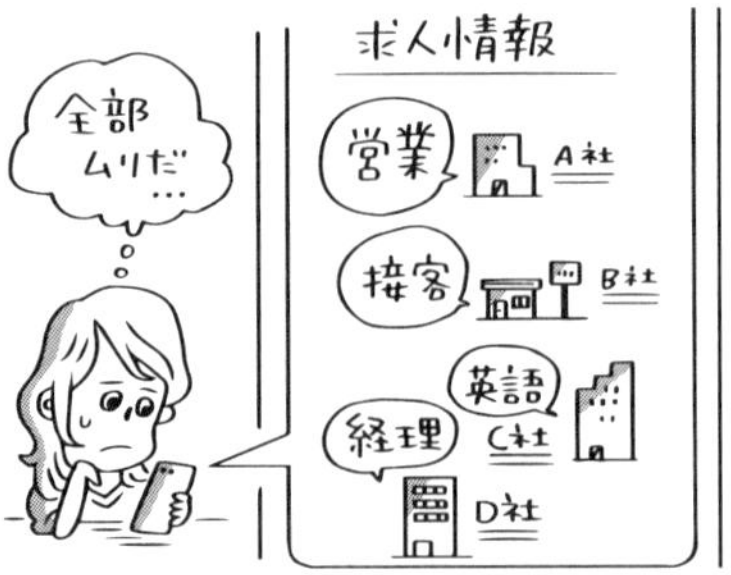

全部ムリだ…
求人情報
営業
A社
接客
B社
英語
C社
経理
D社

CHAPTER 6 誰もわかってくれない

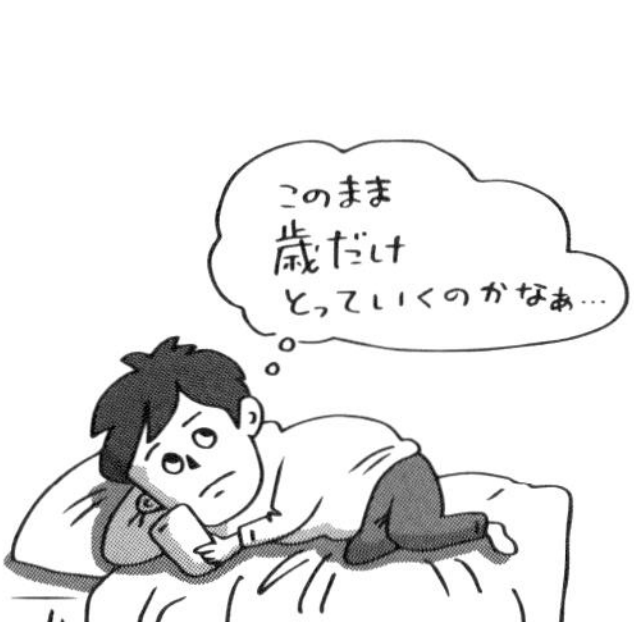

このまま
歳だけ
とっていくのかなぁ…

CHAPTER 1

気疲れしやすい

あ、あのさー…
カタカタ
カタカタ
オドオド
オドオド

CASE
01

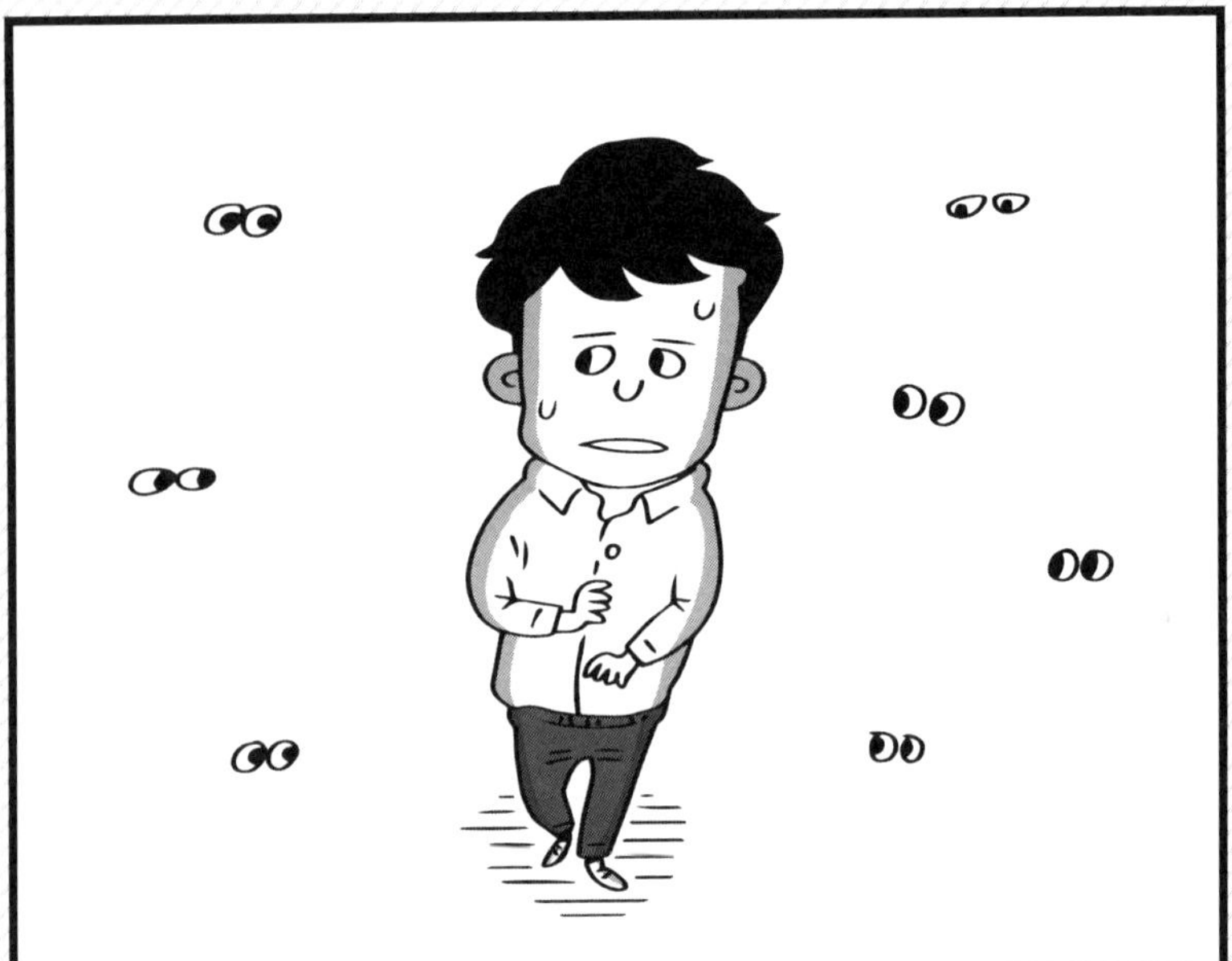

人からどう思われているかを
気にしてしまう

最近よく「他人のことなんか気にするな」「まわりの意見は無視しろ」という著名人の意見を目にしますよね。そう考えられれば確かにラクになれるかもしれませんが、なかなか簡単にはいかないものです。

でも心配しなくて大丈夫です。

世の中のほとんどの人は、まわりからどう思われているか気にするものですし、他人に嫌われると傷つきます。

「人から何を言われてもいっさい気にしない人」は一部の特殊な人、選ばれし者だと思いましょう。

周囲の目を気にするのは、社会生活を送るうえで必要な感覚ですし、そう考えられるということはまわりに対する配慮ができている証拠です。

ただ、**誰からも好かれるのは不可能だ**、ということはしっかり頭に入れておきましょう。どんな人でも、気が合わない人や相性が悪い人は必ずいます。

そういう人に好かれよう、と思ってムダな努力をするよりも、自分を好いてくれる人と良好な関係を長く続けることに時間を割《さ》いたほうが、人生を豊かにできると思いませんか？

そもそも嫌いな相手を見て「この人は自分に好かれようと必死だな」と感じた場合、余計嫌いになりますよね。

好きか嫌いか決めるのは相手の自由です。だから「そういう人もいるよな」と、心に余裕をもって相手の考えを尊重するようになれるといいでしょう。

POINT

人の評価は気にしてもいい！
けれど、自分と合わない人に好かれようと
努力する必要はありません。

CASE

02

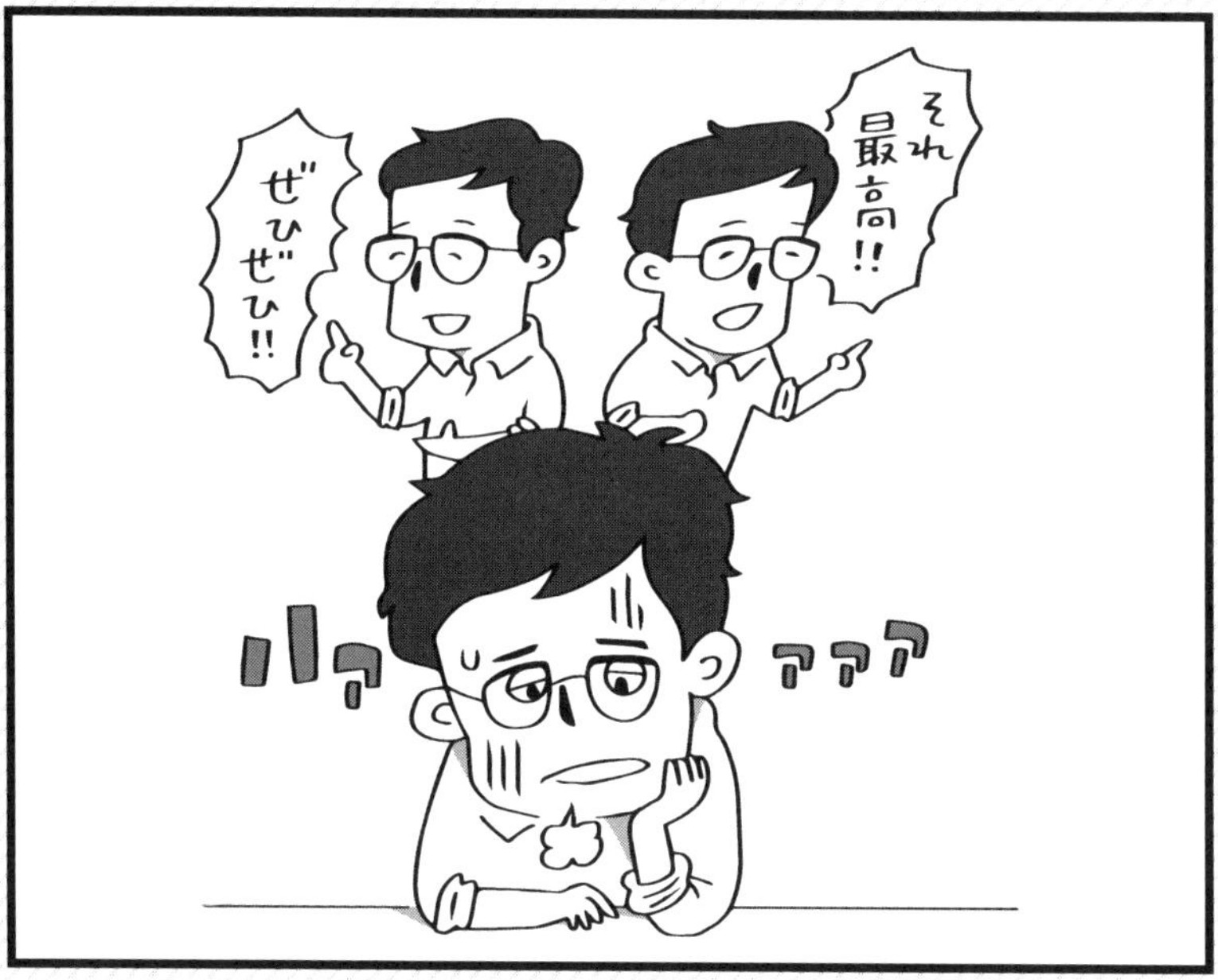
それ最高!!
ぜひぜひ!!
ハァァァ

いい顔をして、
いつも損な役回りばかり

誰にでも「いい顔」をしてしまう、ということは、自分が無理をしてでも相手に喜んでもらいたい、という気持ちがあるのでしょう。そんなふうに考えるあなたは、とても他人思いの人なのですね。

ただ、**相手の気持ちを優先するあまり、自分の気持ちを押し殺していませんか？**

それが続くと自分の意見が言えなくなり、まわりに振り回され続ける人生になってしまいます。さらに言えば、相手の要求に応え続けると、それが当たり前になって、次第に相手も喜ばなくなってしまいます。本来は相手に喜んでもらいたかったはずなのに、いつの間にかその目的すらも叶えられなくなるのです。

「相手が気を悪くする」と思うと断れない。「NO」と言うと相手に悪いんじゃないか、と考えてしまう人も多いと思いますが、そんなことはありません。あなたに頼みごとをしてきた人に応えられないときは、「こういった事情があって、申し訳ないけれどできません」と誠実に伝えれば、相手もきっとわかってくれるでしょう。

「いい顔」をしながらやんわりと断ることも、やり方を工夫すれば決して無理ではありません。もし、一時的に相手が不機嫌になったとしても、**よほど粘着質な人でなければ、しばらくすれば忘れてしまうものです。**

自分の気持ちを守るためにも断り上手な人になることを目指しましょう。

相手に必要とされるのは嬉しいことですが、損な役回りばかり引き受けると自分の心が持ちません。**自分の限界ラインを想定して、その少し手前でストレスを避ける**ことを覚えましょう。

ストレスは万病の元なので、降りかかるストレスをあらかじめ避けることができれば、結果的に病気の予防にも役立ちます。「これを続けていると良くないな」と感じる行動はできるだけ減らすようにしましょう。

POINT

「いい顔」をすることと、
自分の心に負荷をかけることは、
必ずしもイコールではありません。

CASE
03

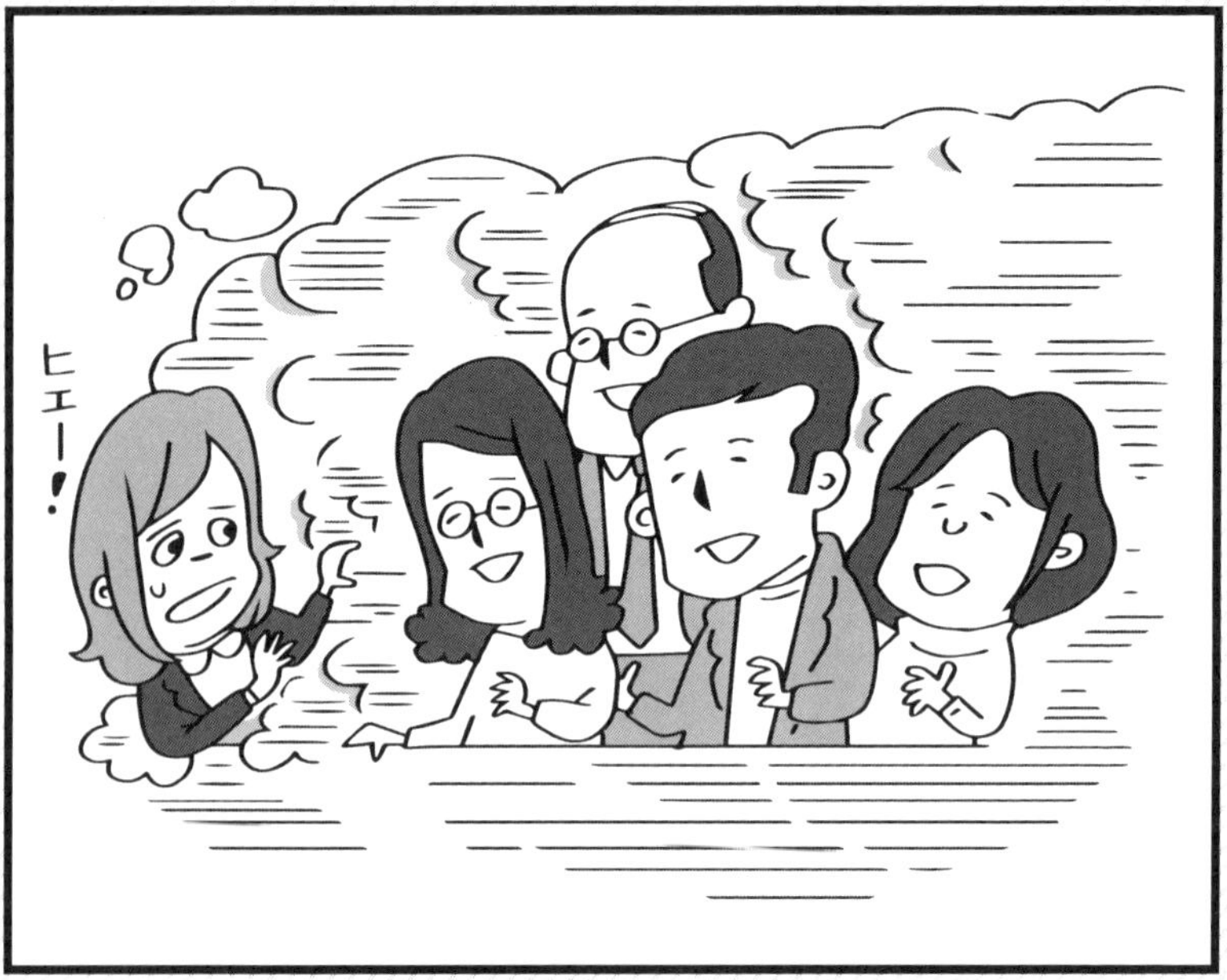

空気を読むことを優先させてしまう

日本には「空気を読む」文化があるといわれています。それは日本が島国で人の自由な行き来が少なく、同じコミュニティに長く属することが多いことから、なるべく全体の調和を乱さないようにしよう、という文化が培われたためと考えられています。ただ近年は、さまざまな価値観をもつ人が増え、多様性が重視されるようになりました。空気を読むのではなく、自分の意見を主張することも大切だ、という声もよく耳にするようになりました。

空気を読みすぎると自分を押し殺してガマンすることにつながるため、ストレスを蓄積するきっかけにもなりえます。他人に合わせすぎる「過剰同調性」を避ける、という意味でも、自分の意見をしっかりもち、主張することは大事だといえます。

でも、だからといって「空気を読む」という行為がなくなるべきだ、とは思いません。**空気を読むのは相手の気持ちを尊重している証拠**であり、人の顔色を窺《うかが》うのは、その場が円滑に進行する手助けにもなります。

あなたが空気を読むことで意見がまとまりやすくなり、集団全体の幸福度が上がる、ということもありうるでしょう。だから**必ずしも「空気を読む」のはやめよう、**

と思う必要はないと考えます。大切なのは、「空気を読む」ことが自分自身にとってストレスになっていないか、を考えることです。

世の中には、自分の意見を通して全体の空気が悪くなったり、調和を乱したりすることのほうがたまらなくストレスだ、と感じる人もいます。そういう人は**無理して自分の意見を通す必要はない**し、「流されるまま」ふるまうほうが心地よく感じるという場合もあるでしょう。

空気を読むことがストレスになる人がいて、自分の意見をぶつけることがストレスになる人もいる。そのどちらの考え方も尊重されることが本当の多様性、といえるのではないでしょうか。

POINT

空気を読むのは悪いことではない。
ただ、空気を読むことで自分を追い込んでいないかだけには注意して！

CASE

04

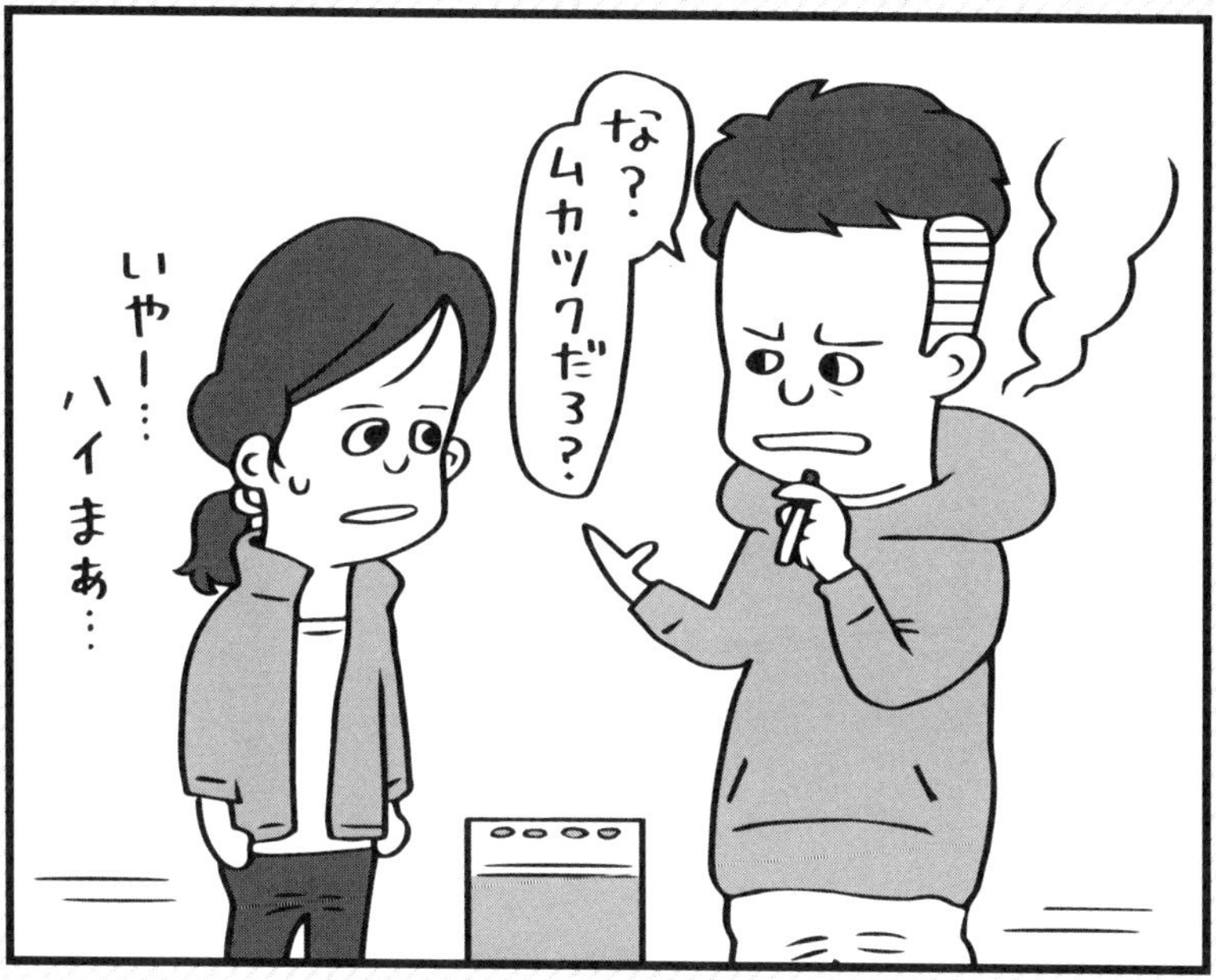
な？ムカツクだろ？
いやー…ハイまあ…

愚痴の聞き役になってしまう

いつも何かに怒っている人や、まわりを批判している人っていますよね。口を開けば愚痴ばかりで、こちらが疲れてしまうけれど、何か言い返すと自分が攻撃対象になるのではないか、と思ってうまく離れられない。

そんな状況に置かれているときは、**その人から離れる場面を想像してみましょう。**確かに離れた直後は、自分が非難されたり、否定されたりする可能性があるため心配かもしれませんが、長期的に考えると離れたほうがラクになりそうだ、と感じるのではないでしょうか。

相手から急に離れるのは難しい、やっぱり心配だ、と思う人は時間をかけてでも少しずつ距離をとりましょう。**だんだん連絡を減らし、会う回数を少なくすることで徐々にフェードアウトしていくのです。**

声をかけられたとしても、何かしら理由をつけて断るようにしましょう。自分の心が消耗する相手といつまでもつき合う必要はありません。

ただ、どうしても離れられない相手の話を聞かなければいけない場合は、相手の愚痴をできるかぎり早めに終わらせる「聞き方」を身につけましょう。

相手の目を真っ直ぐ見つめて「そうだね」「大変だね」などの相槌《あいづち》を挟み、少し大きめに頷《うなず》きながら話を聞いてみましょう。しっかりと傾聴することで、話を聞く時間を短縮することができます。

それでも長引きそうなときは、「このあと連絡しないといけないところがあるから何時までね」などと時間を区切って、終わりを設定しておくようにしましょう。

それすらも難しく、離れるのも簡単ではない、という場合は、一か八か相手に向かって「愚痴を聞いてばかりだとこちらも疲れてしまう」と真摯《しんし》に伝えるのもひとつの方法です。理解してくれる相手であれば、むしろよりよい関係性が生まれるきっかけになるはずです。

POINT

愚痴を聞き続けるのもつらいもの。
自分の心に強い負担がかかる場合は、
相手と離れることも考えましょう！

CASE
05

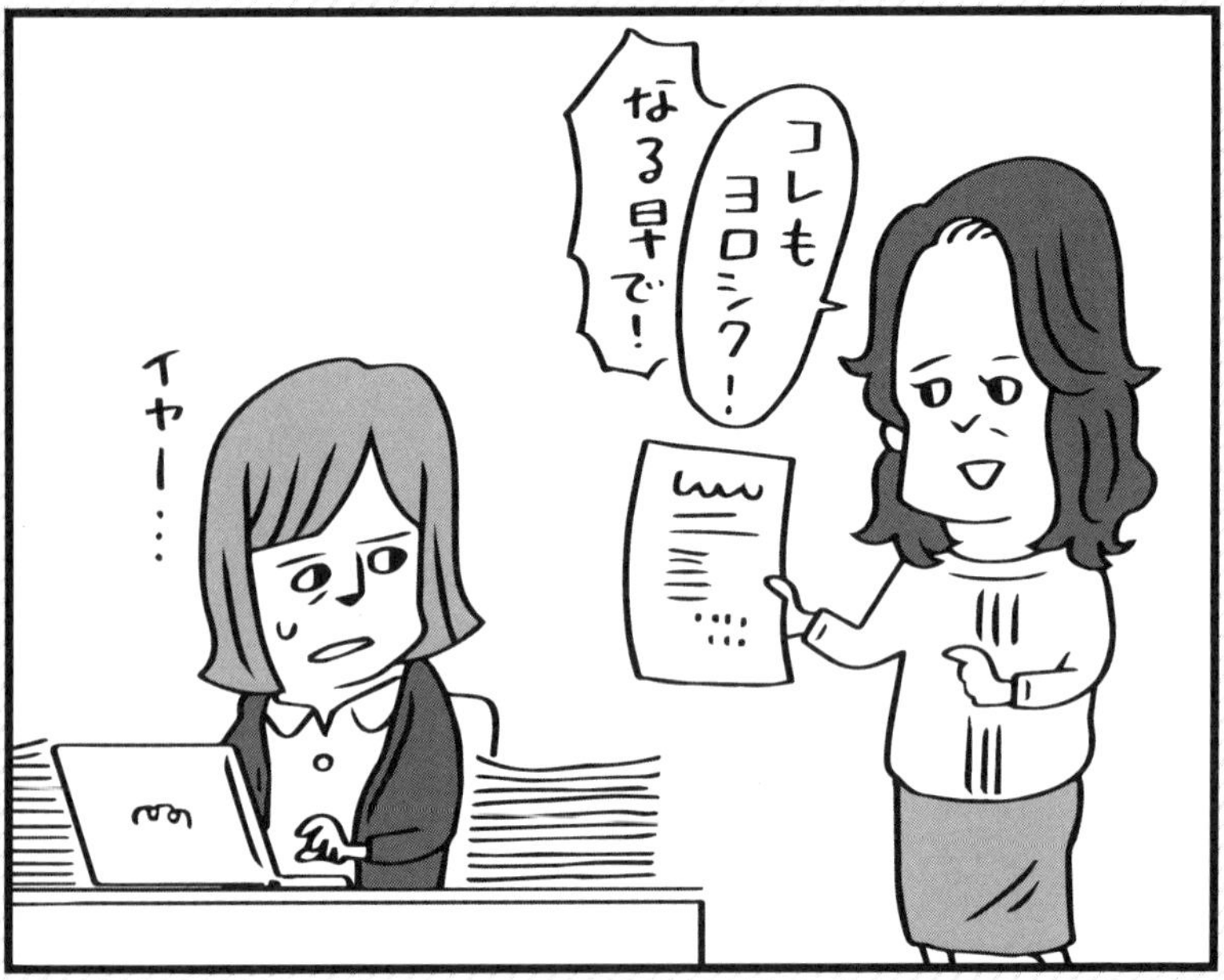
コレもヨロシク！
なる早で！
イヤー…

どうしても「できません」が言えない

会社という組織に所属していると、どうしてもいろいろな仕事が回ってきますよね。なかには自分じゃなくてもできると思われる仕事や、明らかに自分のキャパシティを超える仕事、確実に今必要じゃないだろ！　という仕事もあります。

そんなとき、とっさに「できません」って言えればラクだけれど、その一言がなかなか言い出せない……そのために苦しんでいる人も多いのではないでしょうか。

もちろん、無茶振りをしてくる相手が悪いのですが、あなた自身も考え方と対応を変えたら、今より負担を減らせるかもしれません。

まずは考え方を変える方法から。**何かしら仕事を振られたときに、つい「できる」「できない」のどちらかで考えてしまっていませんか？**

しかし、実際の仕事はおそらくもう少し複雑で、「できるけど時間がかかる」「できないことはないけどやりたくない」「やりたいけど自分一人じゃできない」など、いろいろなパターンがあると思います。したがって何かしら仕事を振られたときには、「できる」「できない」の二択で考えるのではなく、**その仕事に対する心理的な評価（どの程度取り組みたいか）と物理的な見通し（どの程度時間がかかり、**

どのくらい達成できるか）などをシミュレーションするようにしましょう。

それが明確になれば、「できません」と答える必要はなく、「私はその分野には自信がないのでサポートする人をつけてくれれば」「手伝うことはできますが時間をください」など、より具体的な提案ができるようになります。

もし具体的な理由がすぐに思いつかなければ、いったん時間を稼ぐために、「ごめんなさい、一回検討させてください」と伝えてもいいでしょう。

考えた結果、やっぱりイヤだったら断ればいいですし、やってもいいと思えれば引き受けましょう。**その場でストレートに断るのではなくいったん時間をおく、**というのは大事なテクニックのひとつですよ。

POINT

無茶振りされた仕事は、すぐに受けるのではなく
常に「保留」という
選択肢をもっておくようにしよう。

CASE
06

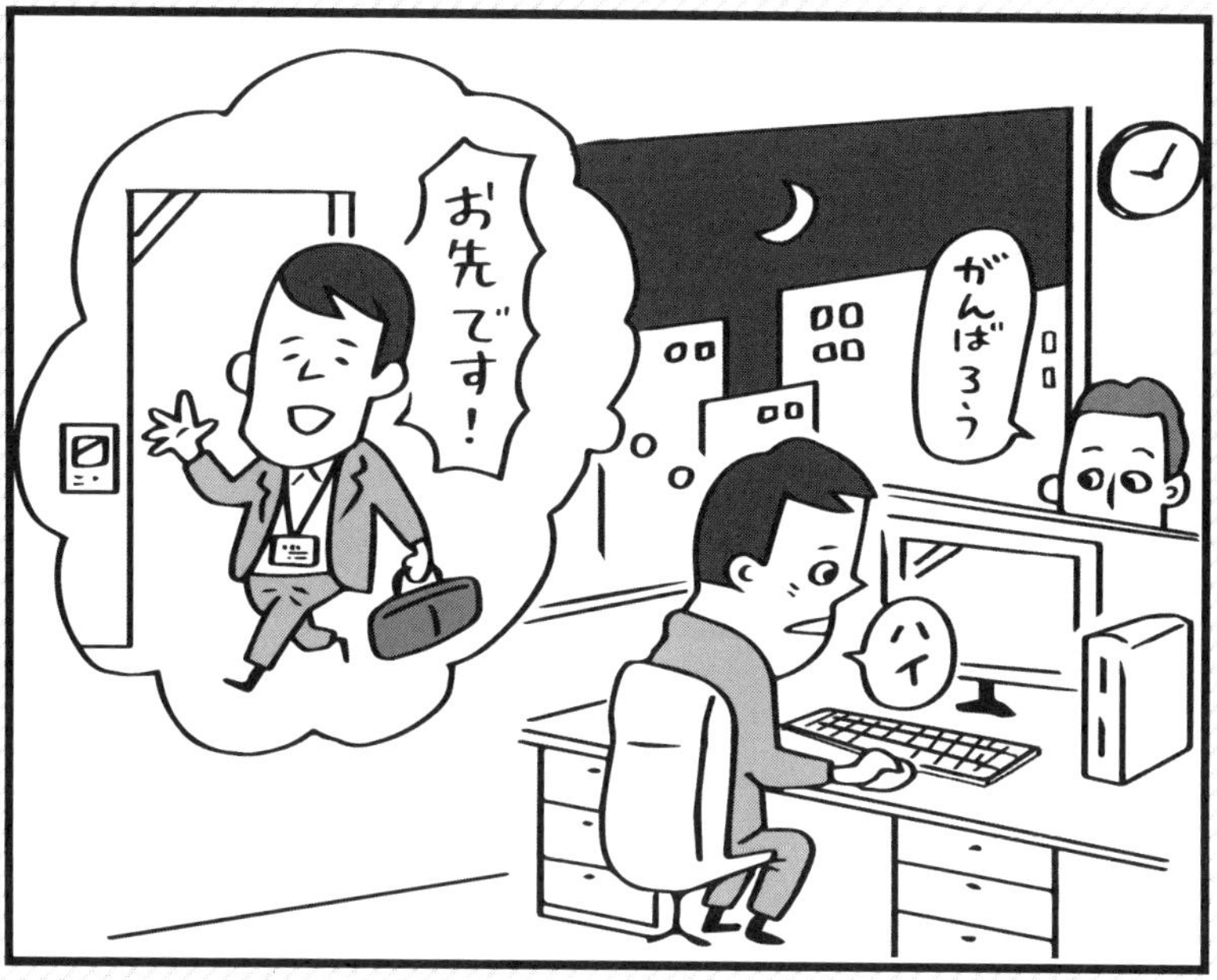
がんばろう
ハイ
お先です!

職場の「同調圧力」に負けて、帰れない

「仕事は終わっているのになんとなく定時で帰りにくい問題」は、比較的どの職場でも見られると思います。この問題の背景に大きく関わっている2つの要素が、**「職場環境」と「上司」**です。

「仕事が終わったらすぐに帰る」という風潮の職場ならば、多くの社員がムダな残業をせずに退社するため、あなたも気兼ねなく帰宅できるでしょう。おそらく今後は働き方改革によって、多くの職場がそのような環境になっていくと考えられます。

会社全体の意識が変わっていけば、これまでよりも帰りづらい雰囲気は緩和されていくと思いますが、問題となるのがもうひとつの「上司」の存在です。

会社全体のルールや意識が変わっても、個人の考えを変えるのは難しいものです。とくに残業を「武勇伝」として語るような上司がいると、働き方が改革されても「帰りづらさ」はなかなか変わりません。

不幸にも、そんな上司が存在する職場に勤めている人はどうしたらいいでしょうか。

そんな人に送るアドバイスは**「無視」**。そう、上司の言うことはすべて無視して、仕事を終えたらすぐに帰りましょう。

「そんなことはできない！」と反論する人も多いと思いますが、よく考えてみてください。「帰りづらい」と感じているのは自分自身であり、**別に「帰ってはいけない」と強制されているわけではないのです。**

上司を無視して帰るのはとても抵抗があると思いますが、**すごく抵抗があるのは最初だけです。**1回無視すれば、2回目以降は1回目よりも心理的な抵抗は少なくなります。これが3回、4回と続くと、さらに抵抗は薄れていくでしょう。

そのうち仕事が終わったら帰るのが「当たり前」になりますし、それが続けば、上司ももはや何も言わなくなるはずです。小言というのは相手が反応するから言いたくなるのです。無視を続ければ、「言ってもムダだ」と感じるので、強い気持ちをもってスルーし続けることがいちばんの解決策です。

POINT

何かを実行するのが大変なのは最初だけ！
1回できれば2回目以降は
もっとラクにできます！

CASE
07

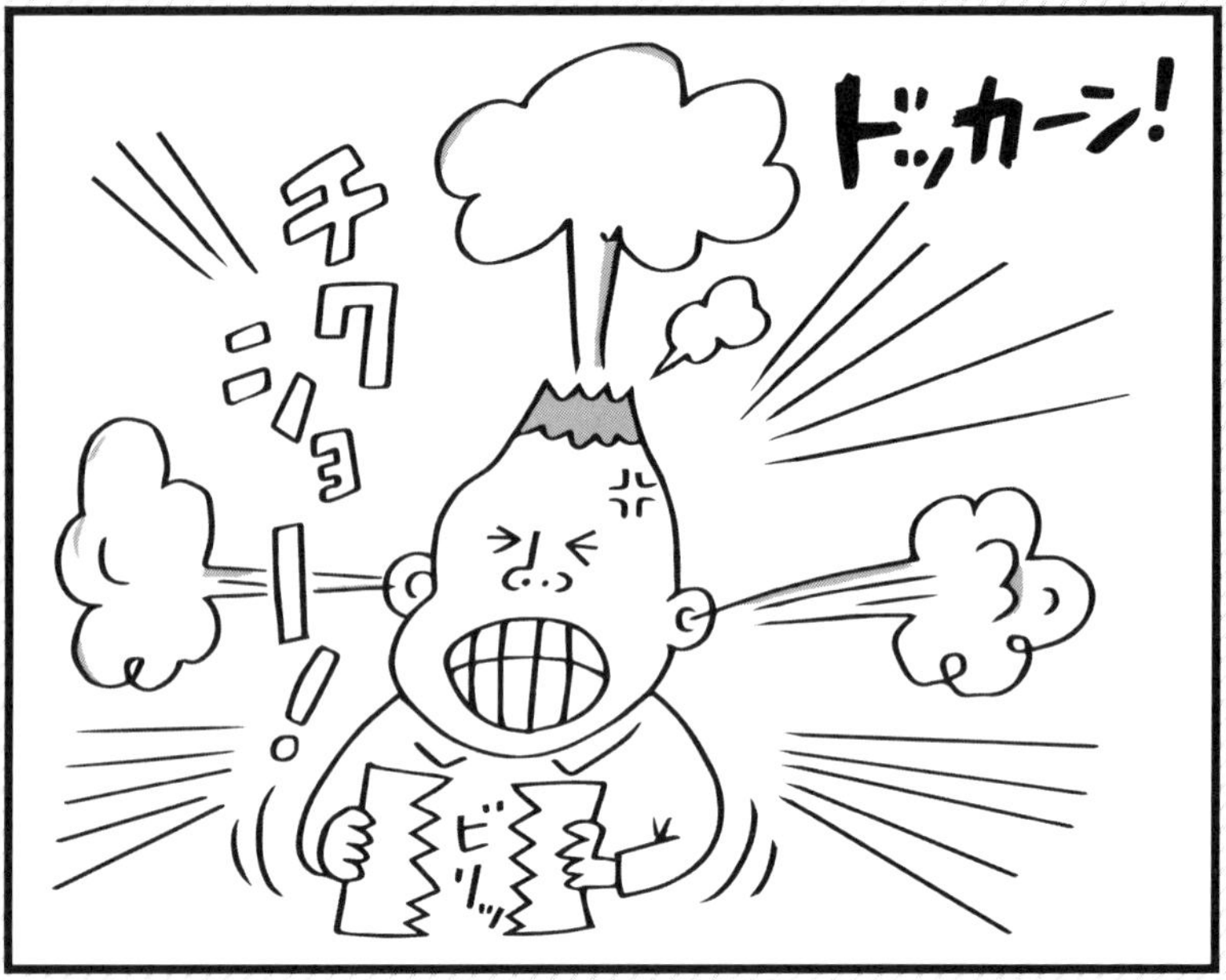
ドッカーン!
チクショー!
ビリッ

怒らず「耐える、凌《しの》ぐ、やり過ごす」ようにしている

書籍や専門家のアドバイスで「感情的にならないようにしましょう」という旨のフレーズを見聞きすることは多いと思います。さらに最近は「合理的」「生産性」などの単語が使われることが増えたため、感情的になることはなんとなくよくないことのように感じるかもしれません。

感情のなかでもとくに「怒り」は槍玉《やりだま》に挙げられることが多く、怒りをコントロールできない人を未熟で、不完全だ、とみなす人もいます。そのために怒りをあえて抑え込み、自分の感情に蓋をしてしまっている人もいることでしょう。

しかし、怒りの感情はいっさい必要のないものなのでしょうか。いえ、**もしも必要のないものだったら、わざわざ人間に怒りの感情なんか備わっていないでしょう。**なりふり構わず怒ることや暴言、暴力につながる怒りの感情はもちろん抑えるべきですが、なかには必要な怒りもあります。

それは「何かに抵抗する必要があるときの怒り」です。

動物で考えてみると、身の危険にさらされたときは、怒りを表すことで自分の身を守ろうとします。そうしないと自分の命に関わるかもしれないからです。

また、近年世界各地で起きている大規模なデモや変革を訴える運動なども、怒りが行動の基盤になっていることがほとんどです。

こうした何かに抵抗するための怒りは、必ずしも抑え込む必要はありません。このようなときでさえ**怒りを出せずにいると、結局自分に不利な状況になったり、余計にストレスを溜め込んだりする危険性があります。**

どうしても譲れないことがあるときや、相手になんとかわかってもらいたいと思うときは、怒りを示してもいいのです。ただ、頭ごなしに相手に怒りをぶつけるのではなく、「さすがにそれをされると怒りますよ」と言葉で気持ちを伝えるのがいいでしょう。そうすれば感情に振り回されずに怒りを知らせることができます。

POINT

怒りの感情を「悪いもの」と
決めつけるべからず。抑えつけることで
マイナスになるようであれば、
ときには怒りを外に向けることも重要。

CASE

08

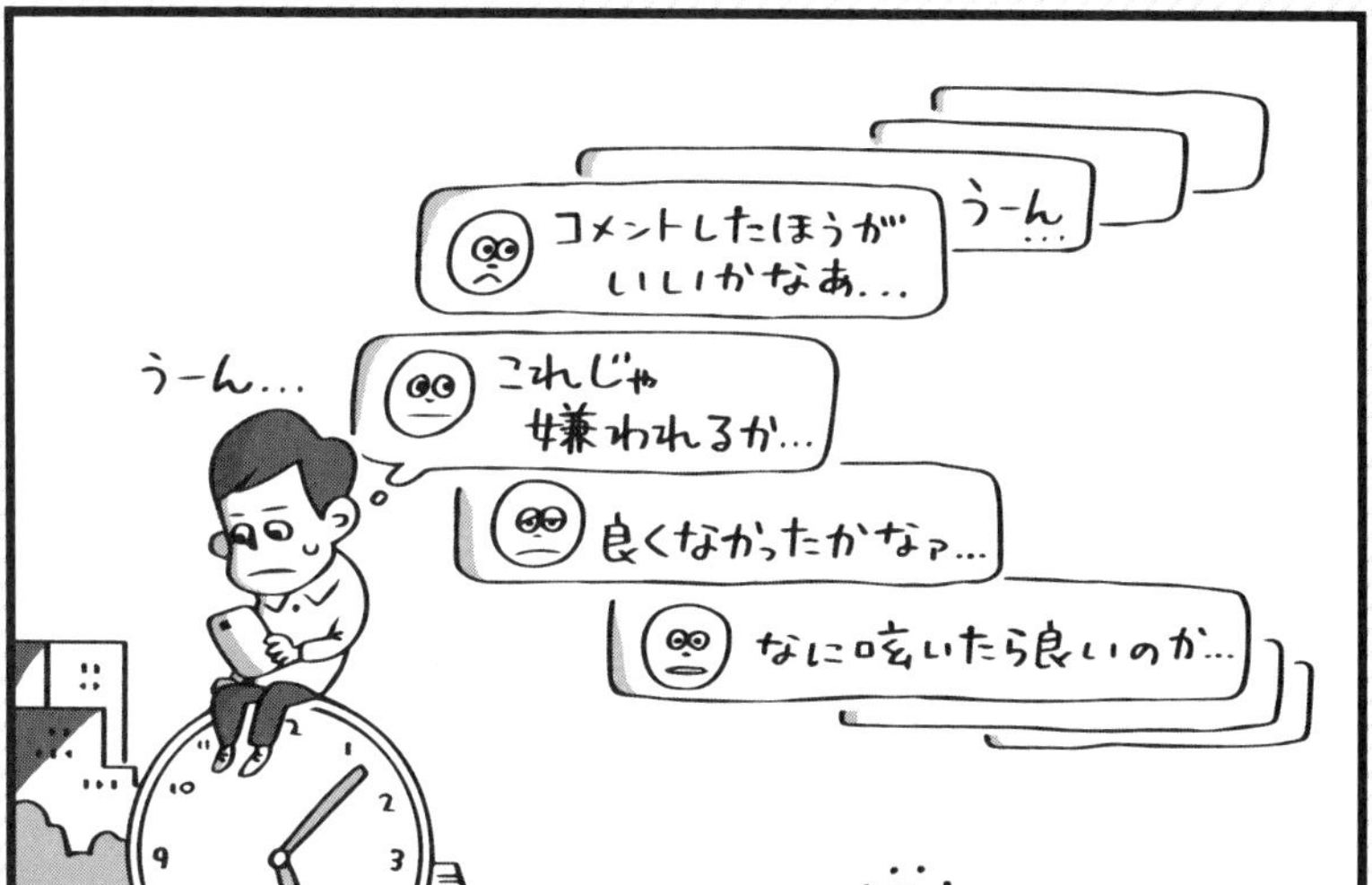
うーん
コメントしたほうがいいかなあ...
うーん...
これじゃ嫌われるか...
良くなかったかなァ...
なに呟いたら良いのか...

SNSに投稿するのが気が重い

今では多くの人が利用しているＳＮＳ。最近はＳＮＳにまつわる心配ごとやトラブルも増えています。インターネット上の空間であろうと、ＳＮＳにいるのは生身の人間なので、そこでの人間関係ややりとりに疲弊することも多いでしょう。

ＳＮＳは不特定多数の人が閲覧するので、反応を過度に気にしてしまったり、叩かれることを恐れたりすることもあれば、ＳＮＳ内の人間関係を気にして、思ってもいないことを言ったり、不必要なつながりに縛られたりすることもあります。

このようなことから「ＳＮＳ疲れ」を感じたら、改めて**どうしてＳＮＳを使っているのか、ということを考え直してみましょう。**

「まわりも使っているからなんとなく」「情報収集のため」「普段言えない愚痴を言いたいから」などそれぞれの目的があると思います。ＳＮＳはそういった目的を叶えるためのツールでしかなく、生活必需品ではありません。

一部のインフルエンサーや著名人を除き、ＳＮＳをやり続けなければいけない、という人はそう多くはないはずです。したがって自分の目的以外の部分でＳＮＳに振り回されている場合は、少しSNSから距離をとることも考えましょう。
ただでさえ日常生活でストレスがかかるのに、SNSでも気を使わなきゃいけないなんて、余計に疲れてしまいますよね？

自分の気持ちにマイナスに働くようならばいっそ使わない。

「生活に少しでもプラスになればいいな」くらいの気持ちでSNSと向き合うことが大事です。SNSにはミュートやブロックなどの機能もあるので、うまく活用しながら上手なSNSの使い方を身につけていきましょう。

POINT

SNSは生活必需品ではない！
もし自分にマイナスになるようならば
距離をおくという選択肢も考えましょう。

CASE
09

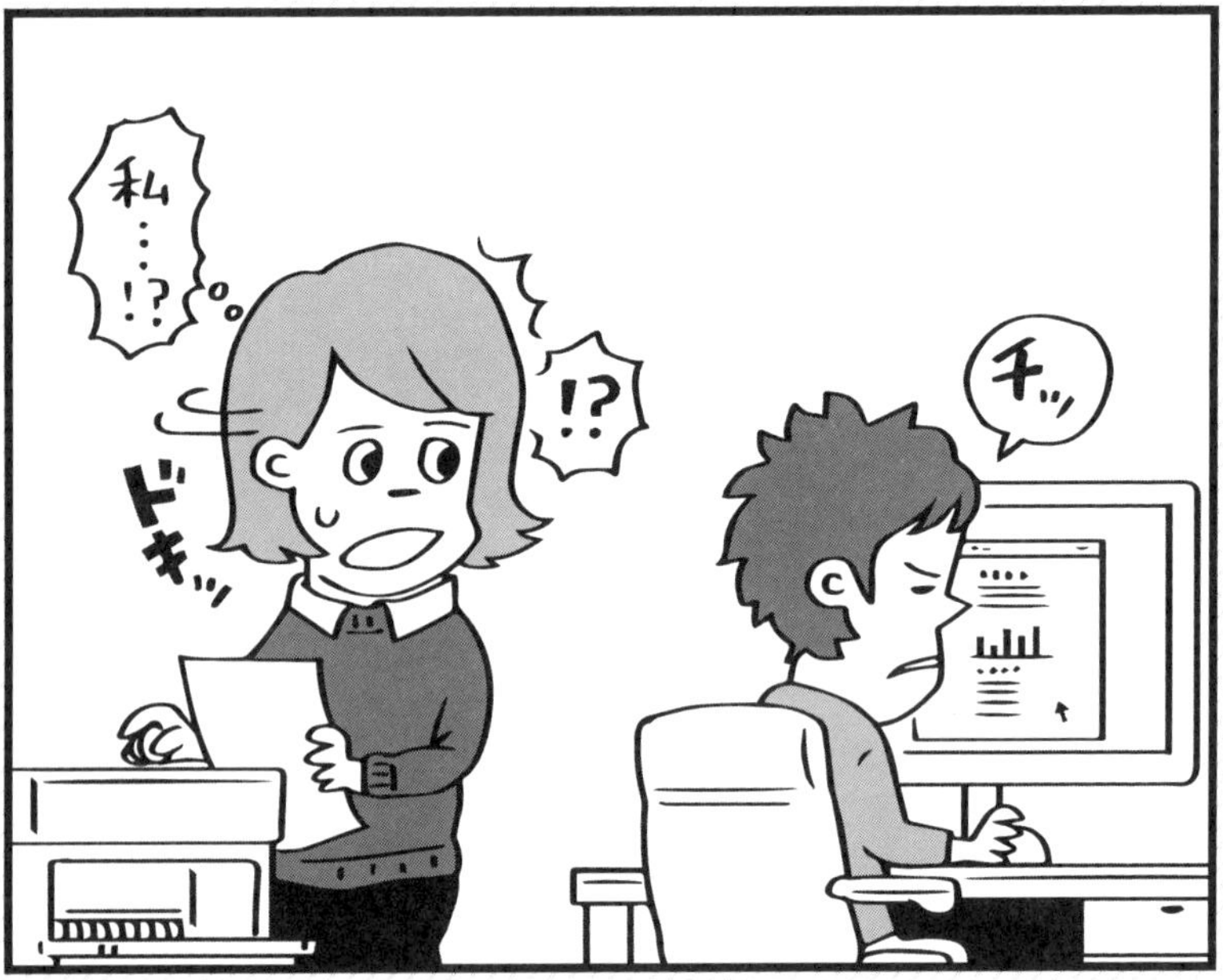

なんでも「私のせい」と妄想が止まらない

人の機嫌を気にしすぎて、いつもどおり行動できない、っていうことはありますよね。そんなとき、まわりの「気分」に左右されないためにはどうしたらいいでしょう。

まず前提として、**人間の気分も天気と同じで毎日晴れているわけではない、ということを頭に入れておきましょう。**

さらに、地域によって気候には違いがあり、晴れが多く暖かい地域や雨が多く寒冷な地域があるように、人の性格も、毎日が晴れのように明るい人もいれば、晴れたり曇ったり機嫌が移りやすい人もいます。

ご存じのように、天気は人間には操れません。突然雨が降ってきても「私のせいだ」と感じる人はいないはずです。

変わりやすい天気と同じように突然機嫌が悪くなる人はいますが、それを**自身の行動と関連づけるのはやめましょう。**

相手の機嫌が悪そうなときには、「今日はちょっと雨模様かもしれないな」と考え、雨に濡れないためにも少し距離をとって接するようにするといいでしょう。

それでも「相手の機嫌が悪いのは自分のせいかも」という考えが抑えられないとしたら、普段から自らの行動に自信がもてていないせいかもしれません。

自分に自信がもてないと、まわりで何か不快なことが起きるたびに、自分のせいではないかと考えてしまいます。

ただ、自信をつけるのは簡単ではないので、まずは自分を労《ねぎら》ってあげることから始めましょう。

自分に対して「今日はがんばったね」「大変だったよな」と声がけをして、自分を責める時間をなるべく減らしましょう。

それが普段からできるようになってくると、徐々に悪い部分を自分に見いださず外に向けられるようになります。自分を大切にすることが「自分のせい」という考えから脱却するための第一歩です。

しかし、もし「自分が悪いに違いない」と思い込んでしまい、その考えが頭から離れない場合は、病的な「妄想」といえるので、精神科的な治療が必要な状態かもしれません。

POINT

他人の気分は天気と同じだと思おう！
自分ではコントロールできないし
予想が外れることもあります。
天気が悪いときには近づかないのが
いちばん安全かも。

CASE
10

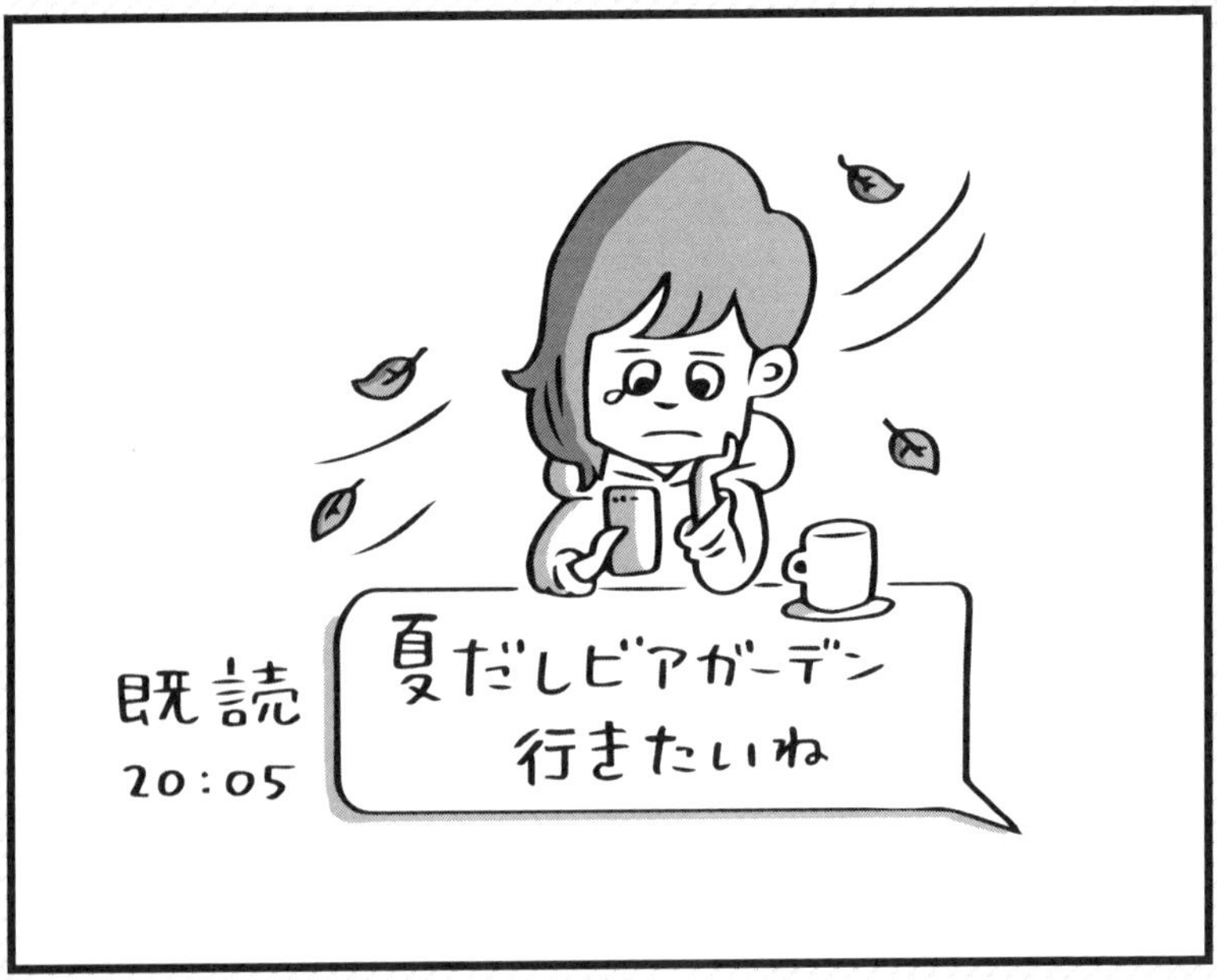
既読
20:05
夏だしビアガーデン
行きたいね

スルーされると
凹んでしまう

最近のメッセージアプリの多くは、既読か未読かわかるようになっていますよね。

かつてＥメールが主流だったころは、未読か既読かわからなかったので、相手から返事がなかったとしても、「読み忘れかな？」と考えられました。ところが今は、「読んでいるはずなのに連絡がない……」と考えてしまう。これはテクノロジーの発展の弊害といえるでしょう。

しかし、あなたがもし既読スルーに遭ったとしても、実際はいろいろなケースが考えられるということを忘れてはいけません。

たとえば誰かとメッセージのやりとりをしていて、「あとで返そう」と思っていたけれどつい返事を忘れてしまった、ということはありませんか？　もしかしたら相手もそれと同じ状況かもしれません。

人間は不思議なもので、**自分のことだと気にならなくても、同じことを他の人がすると気になってしまうことが多いのです。**

これを精神科の用語では「認知の偏り」といいます。自分から見た相手の状況と、相手から見た自分の状況がまったく同じであったとしても、２つの出来事のとらえ方、すなわち認知に差が生まれているため、「認知の偏り」が起きるのです。
認知の偏りを正すために重要なのは、自分の考え方が偏っていることを自覚して、別の考え方がないかを想像することです。

このケースでいえば、既読スルーによって「無視された」とか「嫌われた」などと考える以外に、他の可能性がないかを探ってみましょう。**「もしかしたら忙しいのかもしれない」とか、「返事をするつもりで忘れてしまったのかも」など、考え方を変えてみると少し気分がラクになるはずです。**

自分の認知が偏っていないか、普段から考えて生活すると、すべてをマイナスに考えるクセが少しずつ矯正されていきますよ。

POINT

既読スルー＝無視とは限りません！
事実がわからないのであれば、
自分にとって都合のいい考え方をして
気持ちに負担をかけないようにしましょう。

CASE 11

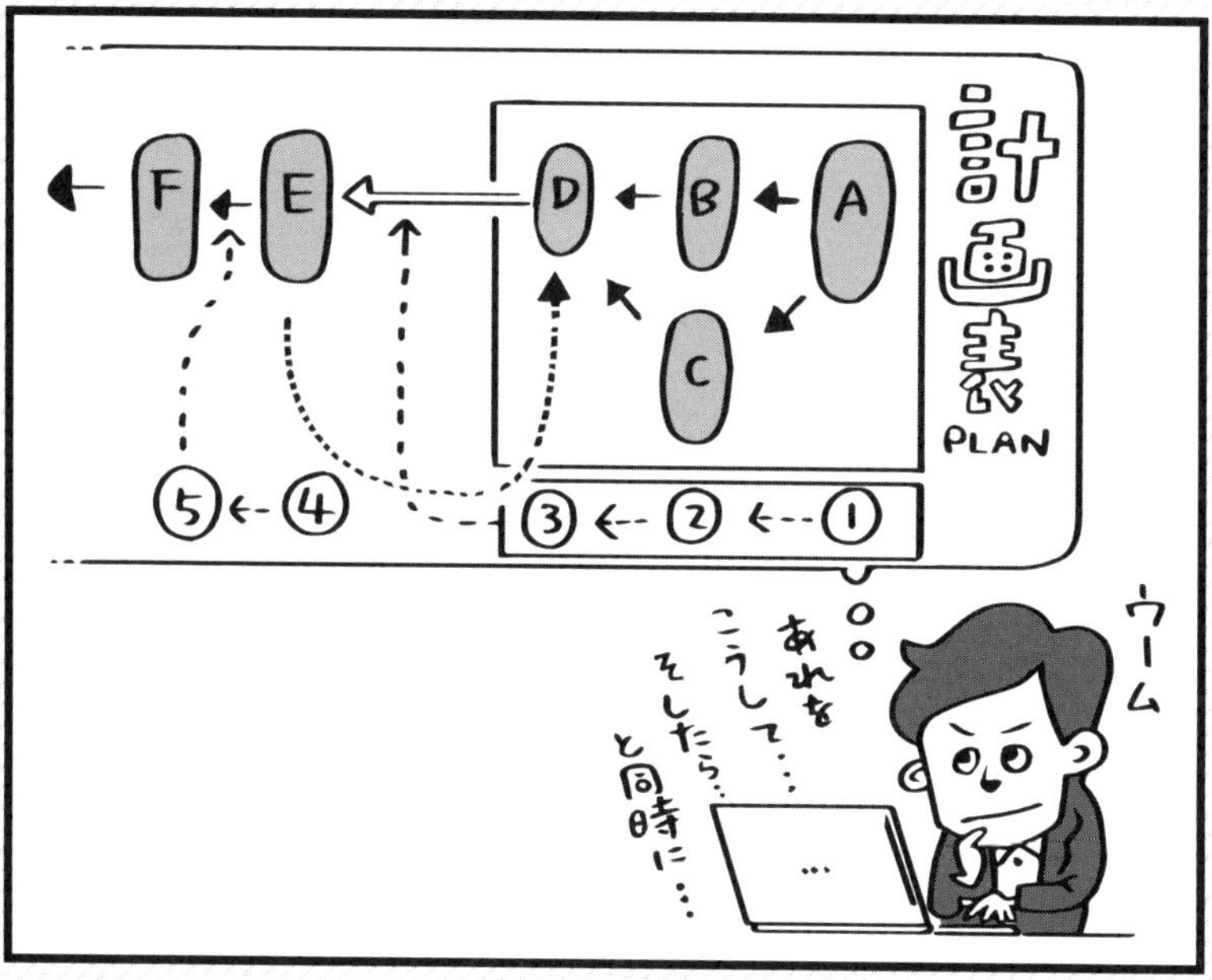
計画表
PLAN
A
B
C
D
E
F
①
②
③
④
⑤
ウーム
あれを
こうして…
そしたら…
と同時に…
…

完璧にこなさいと気が済まない

とりあえずやってみる、というのが苦手な人は結構多いのではないでしょうか。

そういった人たちが考える心理はおそらく、「中途半端な状態で終われない」や、「ちゃんと準備してから取り組みたい」といったものでしょう。

いわゆる完璧主義な人ほど、周到に準備し時間をかけて物事に取り組むため、「とりあえず」や「適当に」が苦手でなかなか行動に移せない、という悩みはよく聞きます。


そんな人たちにまず質問したいのが、**「そんな自分を変えたいと思うか」**ということです。

実際に、行動に移せないことが仕事やプライベートでマイナスに働いているのであれば、完璧主義な自分を変えたいと思うかもしれません。しかし、当人に詳しく話を聞くと、「実はそんな自分が嫌いではない」と答える人もいます。

たとえばミュージシャンなどの芸術家のなかには、自分が納得いかないものは絶対に世に出したくない、という信念をもって活動している人も多いでしょう。だから完璧主義の人は芸術家気質なのかもしれません。

創作活動など、時間をかけてじっくり取り組んで良いものを出すからこそ自分が満たされる。そういう考えが強い人は、無理して自分を変える必要はありません。自分の感性を信じましょう。

同時に大事なことが、**「自分はこういう人間だ」ということをあらかじめまわりの人に知っておいてもらう**ことです。それが最初からできていれば、仕事や頼まれごとを任されるときにもあなたに適した役割が巡ってくるでしょう。

ただ、完璧主義がまわりの環境にうまくマッチしない場合は、ストレスにつながりやすく、うつ病の原因になることもあります。完璧主義は諸刃《もろは》の剣《つるぎ》でもあるため、自分の特性を活かせる環境を見つけることが何より重要といえます。

POINT

完璧主義がプラスに働く可能性も。
自分の特性を活かせる生活や働き方を
探してみてはどうでしょう。

CASE

12

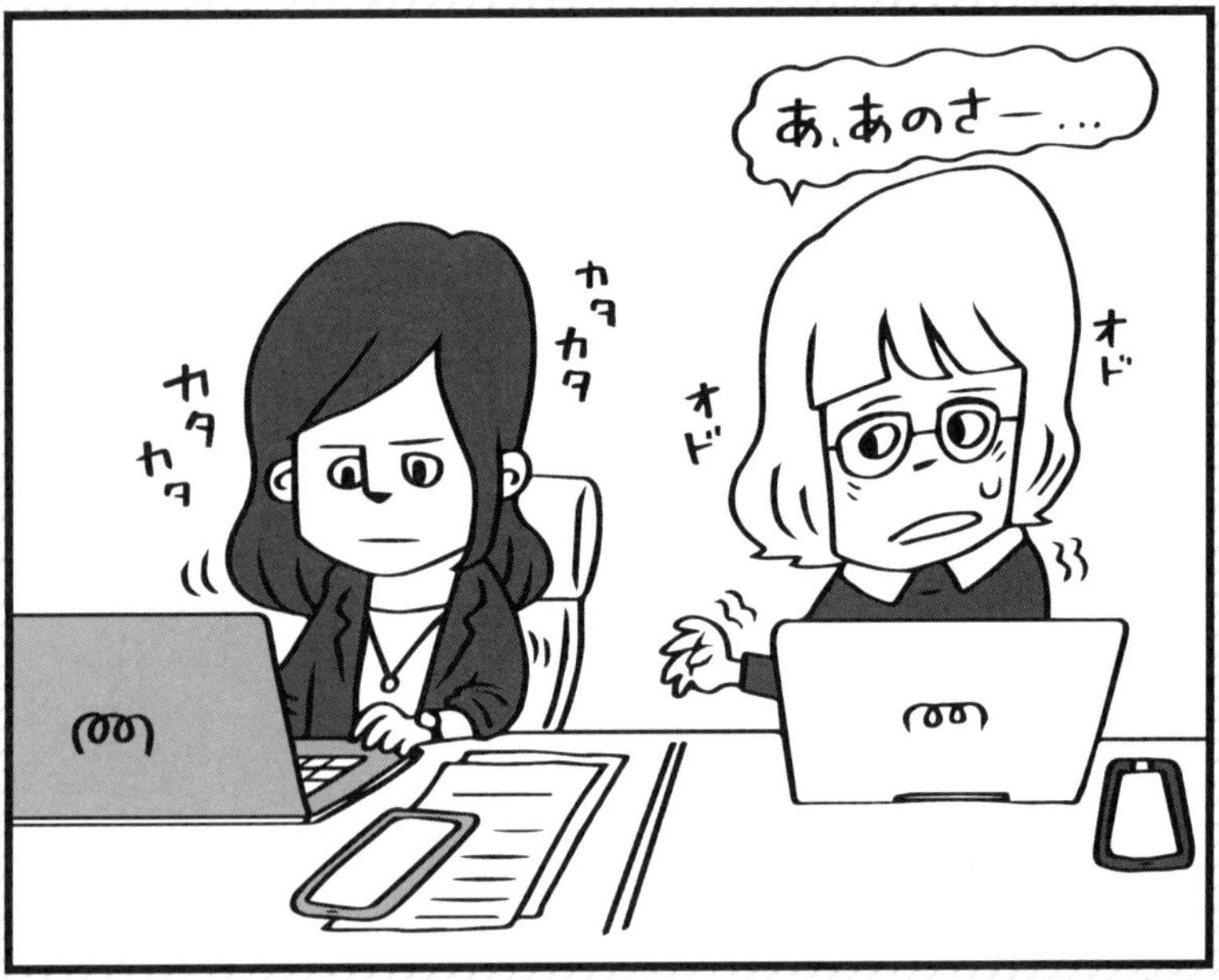
あ、あのさー…
オド
オド
カタ
カタ
カタ
カタ

断られるのが怖くて
頼みごとができない

友人にちょっとした相談をもちかけたり、同僚に簡単な用事を頼んだり、目上の人に協力を求めたりと、まわりの人に何かをお願いをする場面は日常的にたくさんあります。こうしたとき、人から頼まれるのは平気なのに自分が頼むのは苦手で、勇気が出ず、うまく声をかけられないという人も多いでしょう。

そういう人はたいてい、「断られたらどうしよう」という考えが強く、断られたら関係が悪くなるととらえてしまっていると思います。

とくに、過去に自分が断って相手に申し訳ないという気持ちをもった経験のある人ほど、「断る＝拒否の表れ」ととらえる傾向が強いといえます。

しかし、発想を切り替えて「引き受けてもらえたらラッキーだ」と考えてみてはどうでしょう。**もともと断られることを前提にしておき、相手が受け入れてくれたら儲《もう》けものだ、と考えるのです。**そうすると自分の気持ちも少しラクになるのではないでしょうか。

そもそも頼みごとが苦手な人は、**「できることなら他人に迷惑をかけたくない」と考えて、自分に負担をかけてしまう傾向が強い**のです。

そういう人は「大変な思いをしている自分」を他人に見せることに抵抗があり、気づいたら消耗してしまうことも多いので、それを防ぐ第一歩として「自分のことを相手に話す練習」を始めてみてはいかがでしょう。

わざわざ大変な姿を見せなくても、自分のことを相手に知ってもらうことで自分の性格や特性が伝わり、いざというときにサポートしてもらいやすくなるかもしれません。**「察して」と考えるのではなく、自分から伝える**ことも、人との関係で重要なポイントと言えます。

POINT

頼みごとを断られたとき、
自分や相手に原因を求めるのはやめましょう。
悪かったのは、自分でも相手でもなく、
運やタイミング。そう考えるとラクになります。

CASE 13

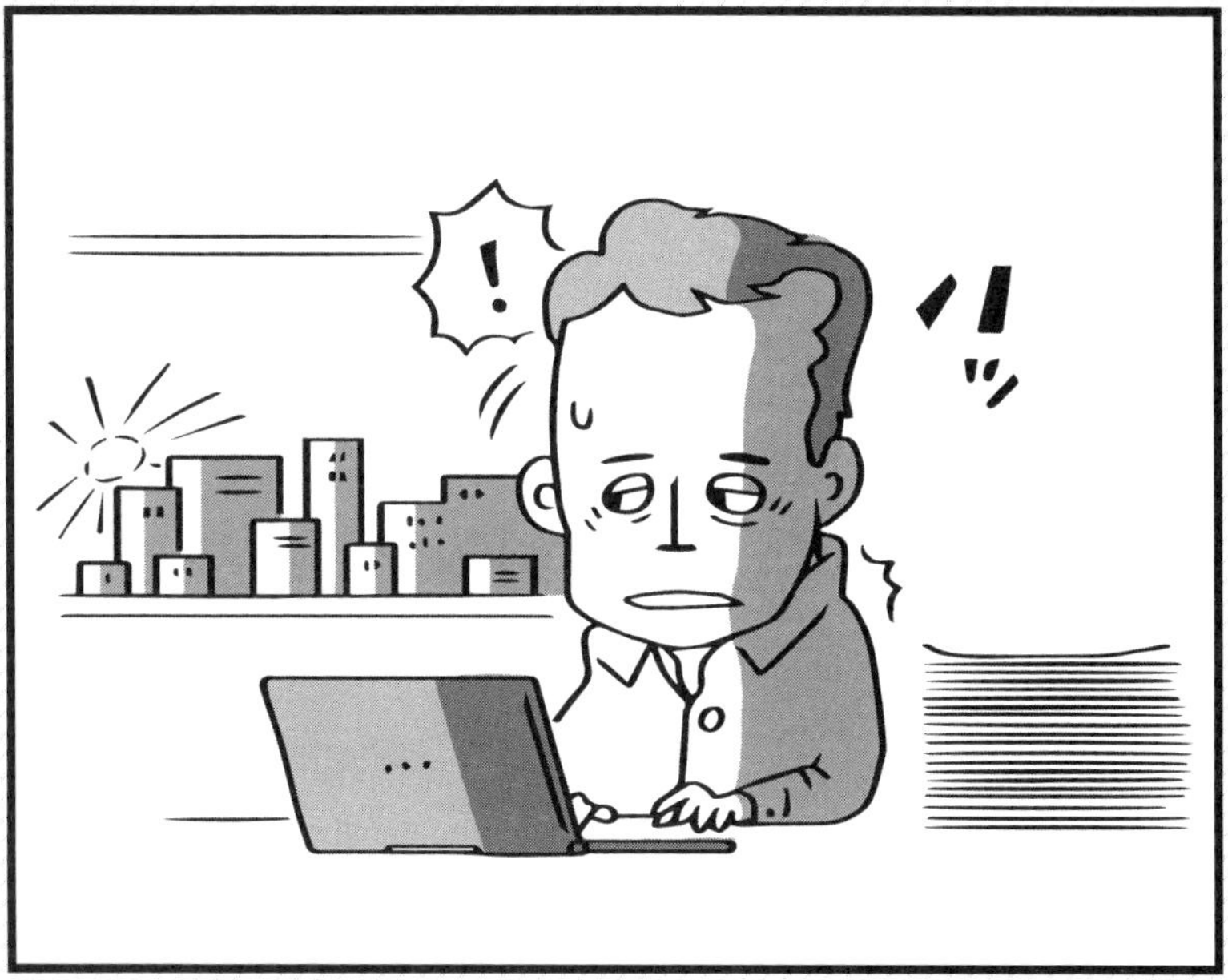

疲れから目をそらして無理をしてしまう

精神科医として仕事をしていると、休むのが苦手で疲れが溜まってしまう、という人をよく見かけます。

そういった方々の話を聞いて共通しているのが、「中途半端なところでは終われない」「ここまではしっかり仕上げたい」などと考えて、休むタイミングを見失っていることです。

さらにいえば、彼らは真面目で責任感が強い人であることが多く、**休むこと自体になんとなく「罪悪感」を抱いてしまっている**印象もあります。

しかし、休みをとるタイミングを逃すと、疲労は蓄積するいっぽうで、パフォーマンスはどんどん低下してしまいます。

それ以上に疲労が溜まると、最悪の場合、体調を崩して仕事や学校を休まざるをえなくなる可能性もあります。

無理をしてがんばり続けたあげく、体に負荷がかかってがんばりきれなくなる、という笑えない状況にならないためにも、十分な休息をとることはとても大切です。

いつもより体が疲れやすかったり、集中力が持たなかったり、頭の回転が悪くなったと感じる場合、体が、「休みましょう」という合図を出しているといえます。

しかし、適切に休みをとることが苦手な人は、自分の体が発するＳＯＳに気づけないことも多いので、**ＳＯＳに気づく前に強制的に休憩時間が訪れるようにしておきましょう。**

たとえば何かの作業に取り組む際には、あらかじめ50分間でアラームが鳴るようセットしておき、そのタイミングで10分間休憩するなど、自分で強制的に休憩する仕組みをつくってしまうのです。

つい夜更かしして作業に没頭してしまう人も、今はタイマーで消灯する照明などもあるので、一定の時間を過ぎたら消灯するように設定しておき、強制的に終わらせるようにしましょう。

少し物足りなく感じるかもしれませんが、ほどほどのところでいったん終わらせることが、長期的に見ると一定のパフォーマンスを維持するための最善の方法といえます。

POINT

長い人生を生き抜くうえでは、効率的に
疲労を回復させることがとても重要です。
休みをとるのが苦手ならば、
先に休む仕組みをつくってしまいましょう。

CHAPTER 2

距離がとれない

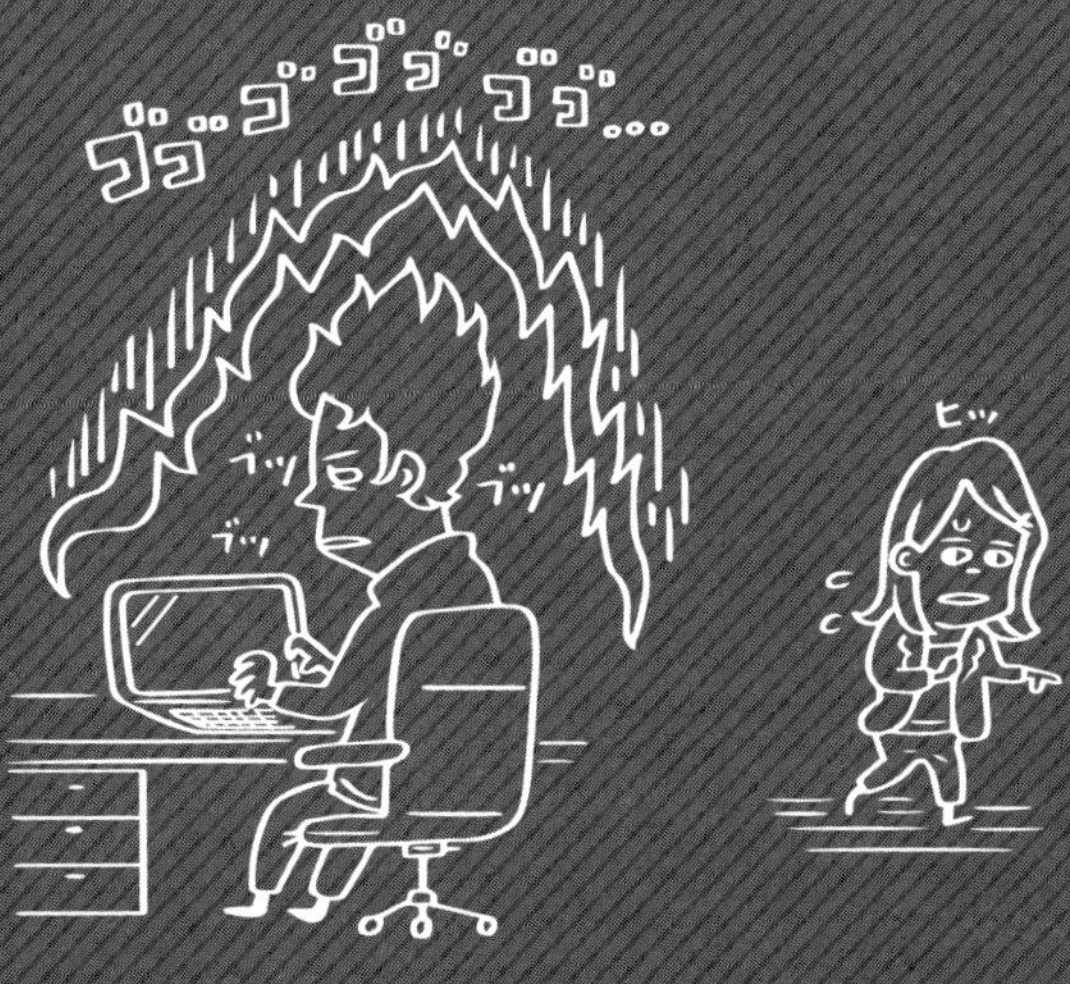
ゴゴゴゴゴゴゴ…
ブツ
ブツ
ブツ
ヒッ

CASE
01

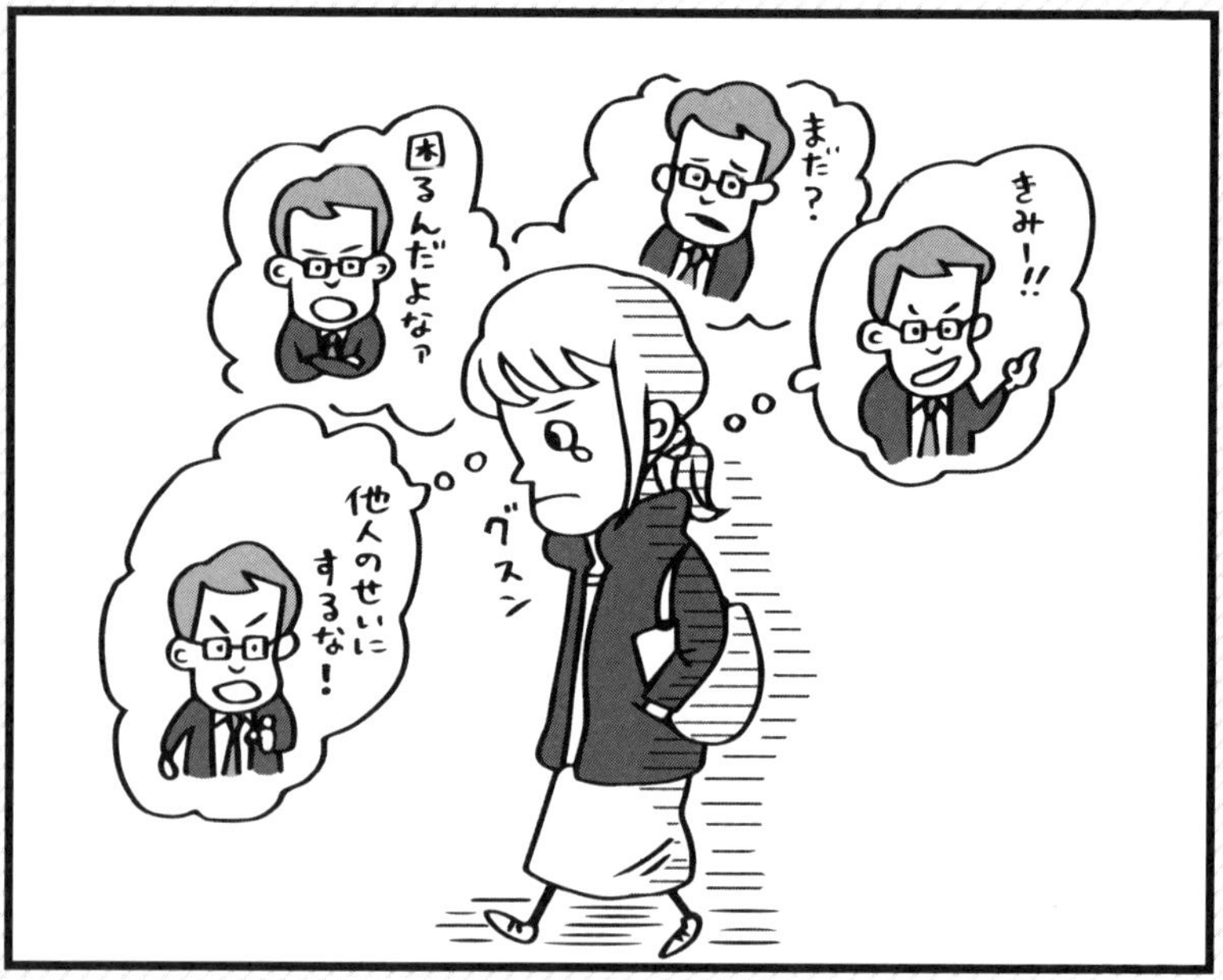
きみー!!
まだ?
困るんだよなァ
グスン
他人のせいにするな!

イヤな人のことで頭がいっぱい

考えたくないのにイヤな人のことばかり考えてしまうことって、ありますよね。まわりに相談しても「考えなければいいよ」とか「気にしなければ大丈夫だよ」と言われて、「それができたら苦労しないのに……」と悩む人もいるでしょう。

そういう場合は発想を転換して、**あえて嫌いな人のことを徹底的に考えてみましょう。**

なんでその人が嫌いなのか、ということを自分の頭のなかで明確にしてみるのです。

それを突き詰めていくと、「いつも偉そうにしているから嫌い」「嫌みを言ってくるから嫌い」「自分の陰口を言っていることがわかったから嫌い」など、具体的な理由が出てくるはずです。

このように嫌いな人のことをできるかぎり分析します。不思議なもので、**物事を徹底的に考えると、考えたことに満足してそれ以上考えたくなくなります。**

それに加えて、自分の思考が明確化されるため、嫌いだと思っていたのが実際はそうでもなかった、と気づくこともあります。

よく考えてみたけれど、結局「なんとなく嫌い」だった、という場合は嫌いな食べ物と同じで「口に合わない」だけなので、それ以上考える必要はありません。

トマトが嫌いで、それを克服する気のない人が、ずっとトマトのことを考えていても仕方がないですよね。**自分の頭でじっくり考えて感情を思考に変換する**ことは、マイナスな気持ちになったときに幅広く使える方法なので、身につけておくといいですよ。

POINT

嫌いな理由をじっくり考えてみると、
案外、嫌いな気持ちが
和らぐかもしれません。
自分の気持ちの所在を
確かめることが大事です。

CASE 02

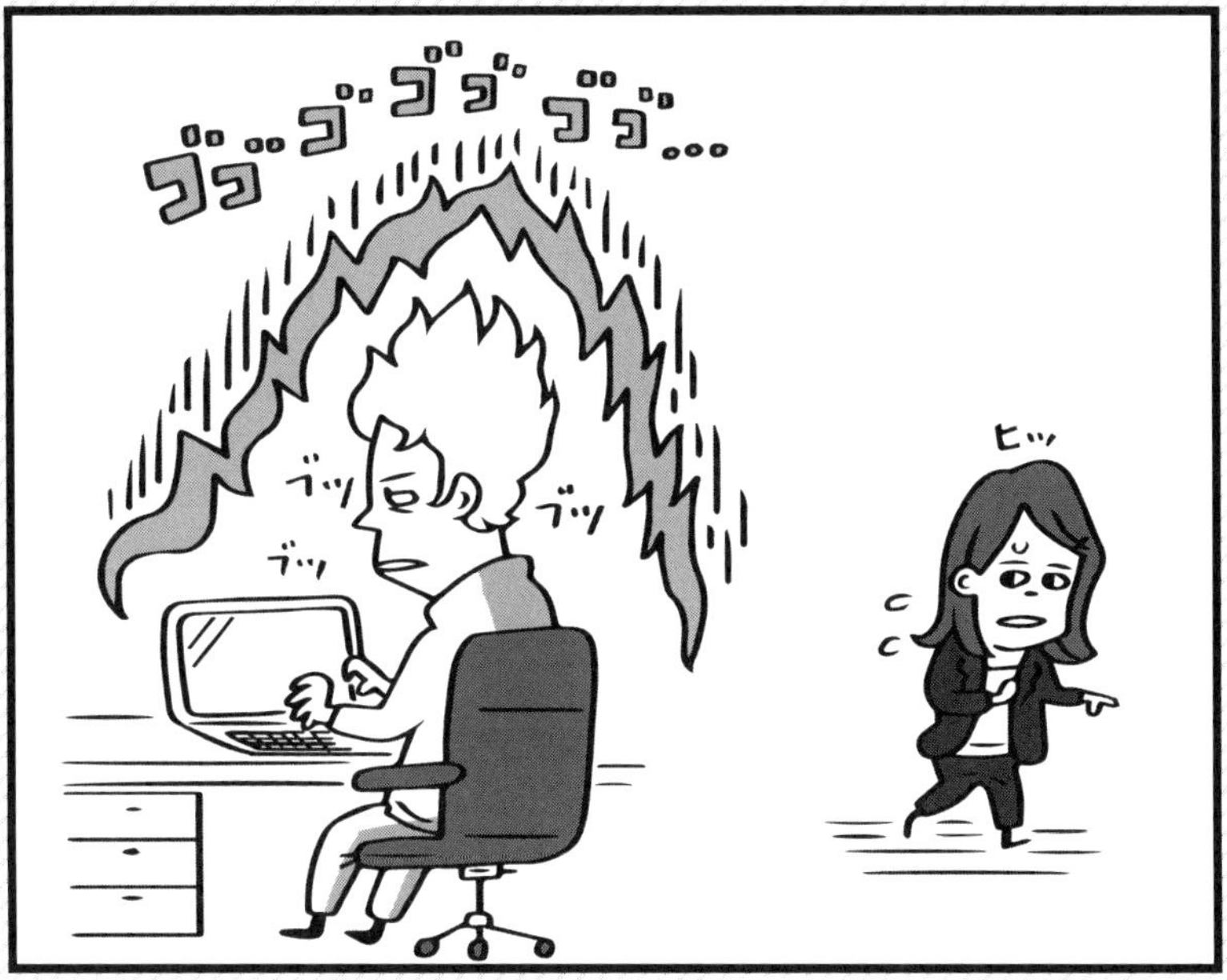
ゴゴゴゴゴゴゴ…
ブツ
ブツ
ブツ
ヒッ

職場に不機嫌な人がいて、ぐったり

世の中には対人関係に関する悩みが非常にたくさんあり、自分が苦手とする人への対応に困っている人も多いと思います。そういった悩みの対象になる人のなかでもとくに多いタイプが、「機嫌の波が激しい人」といえるでしょう。

不機嫌になりやすい人は、ちょっとしたことで機嫌を損ねたり、対応が冷たくなったりします。その原因があなたとは直接関係のないことだったり、プライベートを引きずった八つ当たりだったりすることもあるので、巻き込まれるとどうしたらいいかわからなくなりますよね。

こういった機嫌の波が激しい人には、**天気予報と同じように早めに察知して対策を打つしかありません。**

不機嫌になりやすい人は、意外と気分の変化がわかりやすいので、「今この人は、機嫌が悪いな」というのはすぐに察知できると思います。空模様が悪かったら外出を控えるのと同じで、機嫌が悪いのを察知できたら近寄らないようにすることを心がけましょう。

また、より高等なテクニックになりますが、**相手の機嫌が悪いときにあえて距離を詰めて気づかってあげる**のもひとつの方法です。

「何かあった？」と声をかけたり、少しリラックスするような差し入れをしたり、効果的なタイミングで気づかいができれば、相手の気持ちをなだめて、なおかつ本人も自分自身の感情に気づくきっかけになるかもしれません。

ただし、タイミングややり方を間違えてしまうと、天気がさらに荒れ、雷が落ちてくるかもしれないので十分気をつけましょう。少なくとも1回声をかけてみて相手から反応がなかったり、いっそう不機嫌になったりするようならば「触らぬ神に祟《たた》りなし」です。

たとえ機嫌を直すのに失敗してしまっても、相手の気分はその人の問題なので、あなたが機嫌をとれない相手に振り回されるのはやめにしましょう。

POINT

不機嫌な人には不用意に近づかないこと！
ただ、そこで相手を気づかうことができると、
思いがけず良好な関係を築けるかも……？

CASE
03

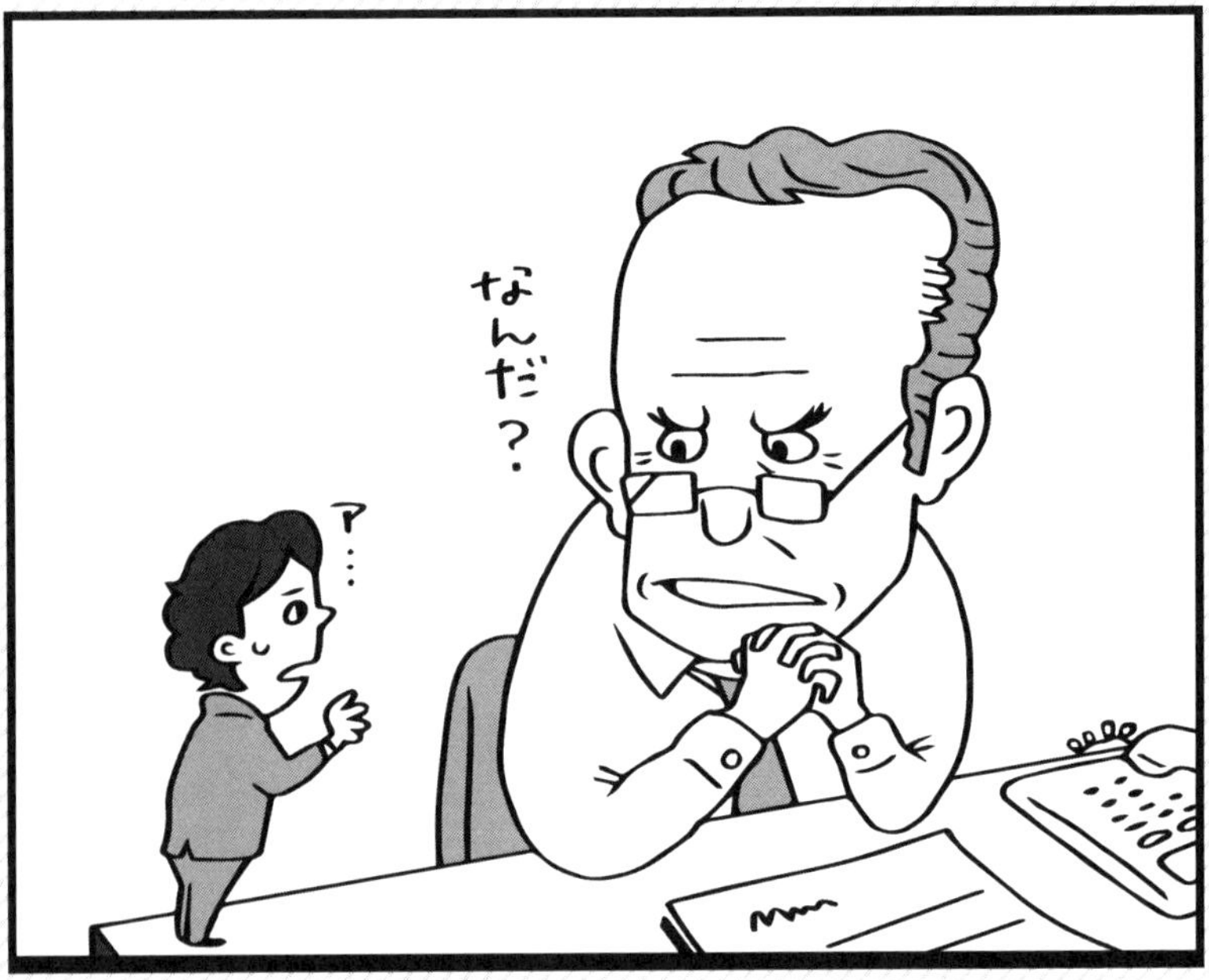

高圧的な上司に萎縮してしまう

話しかけると、「なんだ!?」と高圧的に返してくる上司。こういう人はなぜかいつも不機嫌そうで、近寄りがたいオーラを放っていますよね。

用事があって声をかけるときにも、傷つくようなことを言われるのではないかとビクビクしてしまって、言葉を慎重に選ばざるをえない。想像しただけでもイヤな気分になりますね。

ハッキリ言ってしまうと、**こういう人がまわりから指摘されて自らの意思で変わる、ということはほぼ不可能なので、相手に「変わってほしい」と望むのはあきらめましょう。**

おそらくこれまでの人生で誰も指摘をしてくれなかった、もしくは指摘されても変わろうと思わなかったのでしょう。その状態で年齢を重ねてしまったのですから、上司が自分で気づいて変わるということはまずありえない。

相手の態度に萎縮《いしゅく》してしまうのは仕方がないことです。そのときに「なんでこの人はいつも不機嫌なのかな。人としての器が小さいんだろうな」と心のなかで受け流すことが、気持ちを少しでもラクにする方法といえるでしょう。

さらにいうと、こうした特徴をもつ人は、自分の優位性をわかりやすく周囲に誇示するために、**自分より立場が下の人や言い返す可能性の低い人に高圧的な態度をとろうとします。**

相手はこちらが反応し萎縮すればするほどエスカレートしやすいので、毅《き》然《ぜん》とした態度を示し、なるべくリアクションをとらないこと。これも相手の態度を悪化させないために重要なことです。

POINT

高圧的な上司は変わらない！
いっそ期待せず、
そういう人間だから仕方ない、
と考えてしまったほうがラクになります。

CASE
04

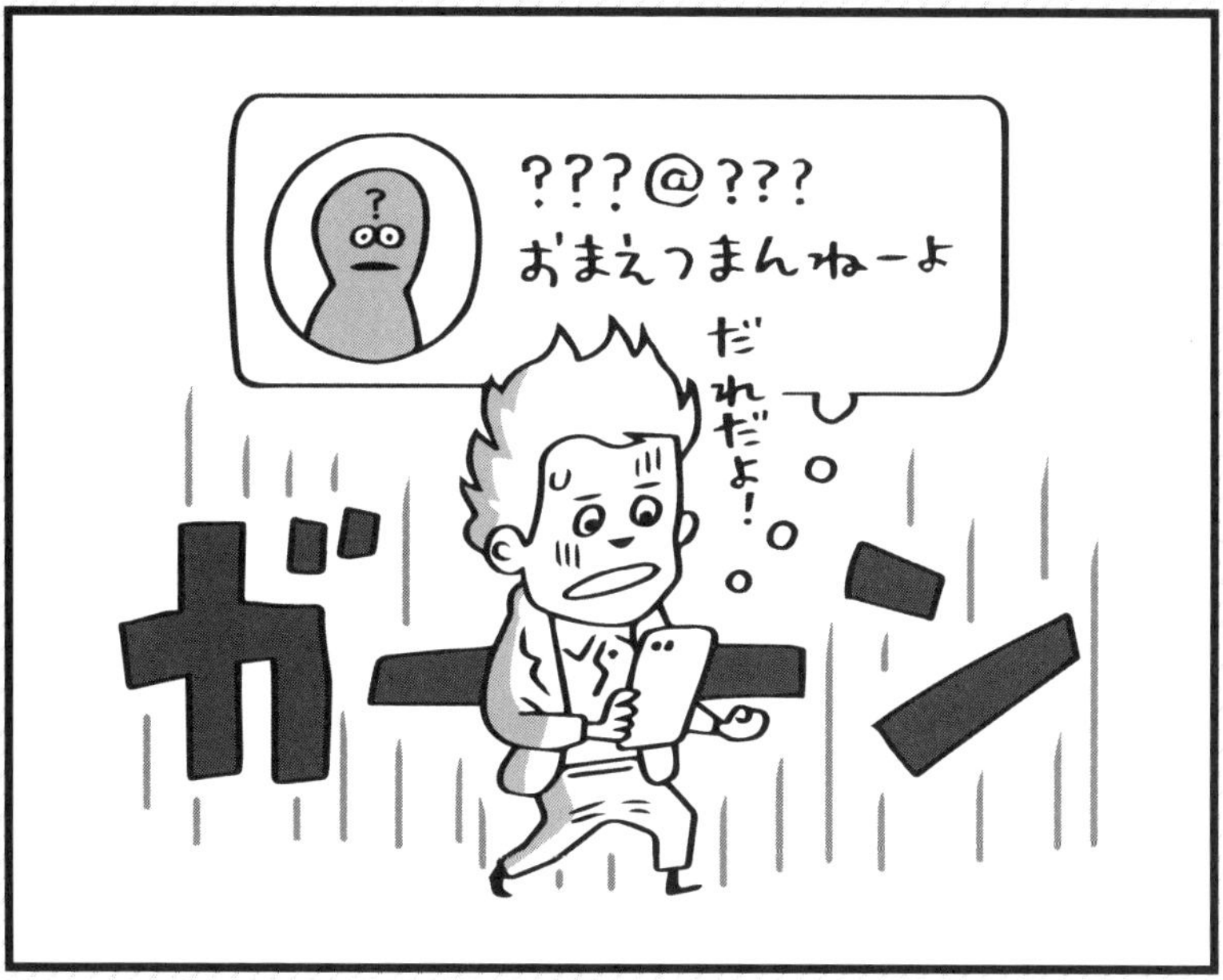
???@???
おまえつまんねーよ
だれだよ!
ガーン

一方的に嫌ってくる人に
ビビっている

誰にでも苦手な人や嫌いな人はいます。それはわかっているけれど、自分が嫌われるのはイヤだし、相手の態度が気になってしまうものです。しかも、嫌われる理由がわからないとなると、なおさらモヤモヤした気持ちになりますよね。

そんな人のために、人が誰かを嫌いになる理由について教えましょう。

誰かを嫌いになるのは多くの場合、その人とケンカをしたりトラブルが起きるなど、イヤな思いをしたときだと思います。そういった具体的な原因があるのであれば、水に流すなど自分の態度次第で関係を改善できる可能性があります。

しかし、具体的な理由がなくても嫌いになることがあって、その大きな要因が**「生理的嫌悪」と「嫉妬《しっと》」**です。

誰にでも、ある人に対して「自分でもうまく説明できないけどなんとなく嫌いだ」ということはあり、これが「生理的嫌悪」に当たります。しかし、**生理的に苦手なものの大半は、第一印象で決まることが多い**ので、相手の別の面を知ることで新たな一面に気づき、嫌いじゃなくなるということもあります。だからその場合は、嫌われているかも、と物怖《ものお》じせず普段どおり接していればいいのです。

いっぽうの「嫉妬」は、直接の関わりはなくても相手から一方的に抱かれることがあるため厄介です。ＳＮＳのアンチコメントなども、私はほとんどが嫉妬の一種ではないかと考えています。

理由もわからず嫌ってくる人は、もしかしたらあなたに何かしらの嫉妬心を抱いているのかもしれません。ただ、**嫉妬心はコンプレックスの裏返しである**ことも多いため、あなたを嫌っている相手に対しては、「この人は何かコンプレックスがあるのかもしれない」と考えてみると、少し気持ちがラクになりますよ。

アンチコメントなどを見るとわかるように、嫉妬心は攻撃性や粘着につながりやすいので、できるかぎり接触を避けて、極力反応もしないようにしましょう。

POINT

人を嫌う理由にはいろいろあり、
とくに原因がないことも多いもの。
その場合、自分ではどうしようもないので
考えすぎる必要はありません。

CASE
05

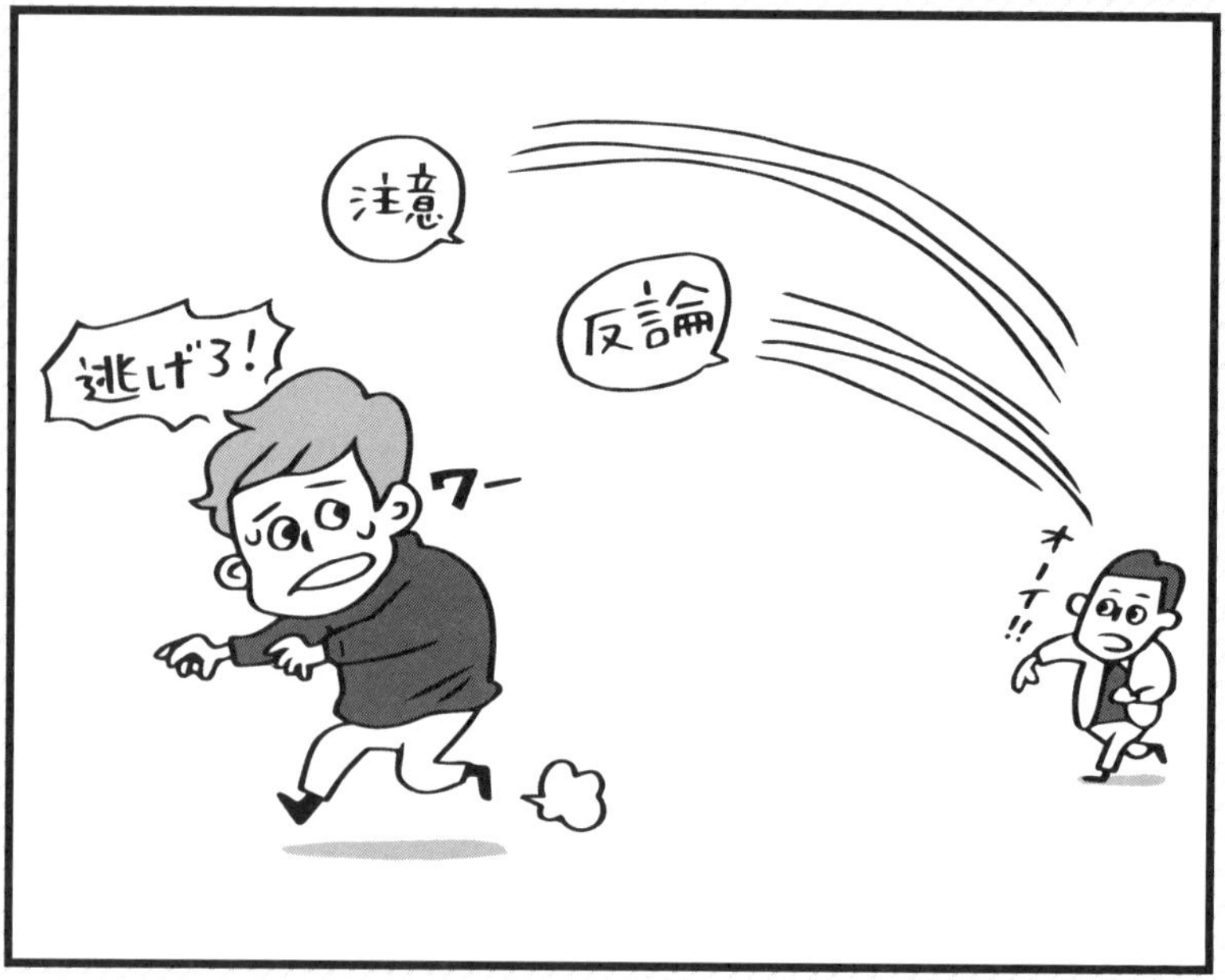
注意
反論
逃げろ!
ワー
オーイ!!

忠告や反論を攻撃的にとらえてしまう

自分と違う意見を言われるとつい反論したくなったり、イヤな気持ちになったりすることってありますよね。職場だけではなくＳＮＳや匿名掲示板などでも、延々と互いの主張をぶつけ合っている様子をよく見かけます。

こういったやりとりを見ていて感じるのは、**相手の発言が「意見」なのか「否定」なのかをちゃんと区別できていない**ということです。

相手はあくまで「私はこう考えます」と言っているだけなのに、それが自分と異なる意見だと、「あなたは間違っている」と否定された気がして、ついネガティブに考えてしまうんですね。

反対意見に過剰に反応して突っかかってくる人は、自分自身も反対意見を述べるときに相手の人格ごと否定しやすい傾向があります。そうならないためにも重要なのは、相手の発言が「意見」か「否定」かよく考えることです。

人間同士、１００％意見が一致することはありません。意見が合わないこともよくありますが、それは逆にいろいろな考えを取り入れるチャンスです。

「そういう意見もあるのか」と、いったん相手の主張を受け入れてから自

分の考えを多角的に見ることで、むしろ成長につながると考えましょう。

とくに助言や忠告は、あなたのことを思ったうえでの発言であることも多いので、すべてをマイナスにとらえず、いったんよく噛《か》み砕いてから参考にするかどうかを決めましょう。

ただ、相手が一方的に否定してくるだけの場合は、そもそも議論にもならなければ自分の成長につながることもありません。そういうときは、現実社会でもＳＮＳでもスルーがいちばん。疲れてしまうだけなので相手にするのはやめましょう。

POINT

話し合いなどでの反対意見＝人格の否定、ではない。感情的に反応するのではなく、冷静に相手の意見をとらえましょう。ただし、相手が一方的に否定する場合はスルーが基本です。

CASE 06

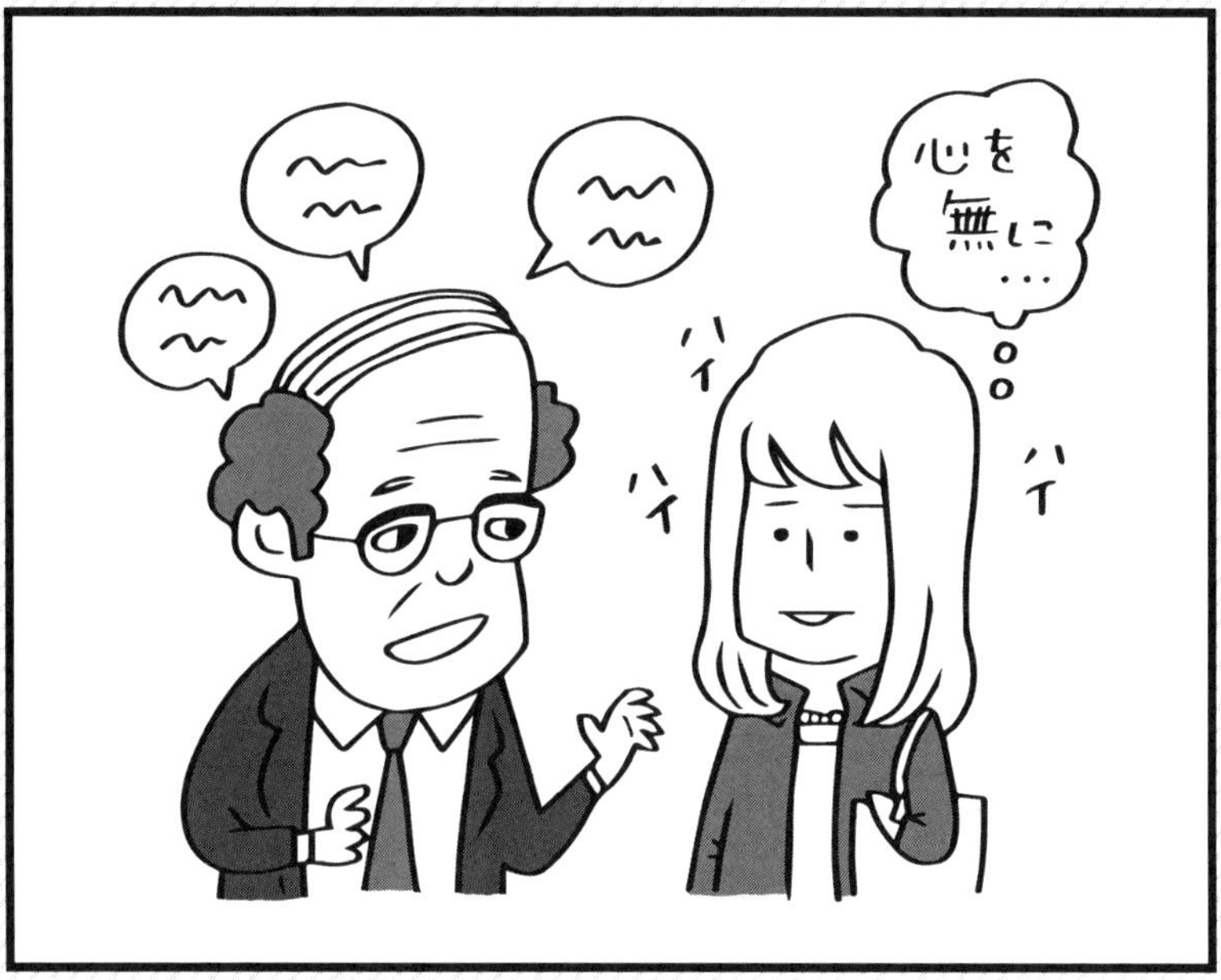

「苦手だな」と思う人がいる

人間はよくできたもので、「苦手なものは苦手」ということを体が自然と判断します。熱いお湯に触れたときは瞬間的に手を引っ込めたり、まずいものを口に入れたらすぐに吐き出したり、とにかく自分に有害なもの・苦手なものはできるだけ拒否するようなメカニズムになっています。

では、苦手な人と接するときはどうでしょうか？

頭では離れたいと考えていても体が勝手に相手から遠ざかることはないので、自分の意思で次の行動を考える必要があります。

そのときに心のシャッターを下ろして、相手から感じるストレスを最低限にする、ということが重要です。

具体的には、**相手のイヤな部分や目につく部分から意識を逸《そ》らし、話半分で聞くようにすることで心理的に離れるようにしましょう。**

その場ですぐに遠ざかるのは難しいとしても、心理的な距離をとれば、心が感じるダメージは抑えられますし、**相手がこちらの気持ちを察すればさらに距離を**

おくこともできます。ですから、苦手な相手の前では心のシャッターを下ろすことを積極的に行なっても問題ありません。

さらに理想をいえば、そのあとは物理的な距離もおけるといいですね。自分の心を守るためにも、ストレスを感じるものとは心理的にも物理的にも積極的に距離をおく、という対処法を忘れないようにしましょう。

POINT

苦手な人との交流は
少ないに越したことはありません。
心のシャッターを下ろすのは
決して悪いことではなく、
自分の心に素直になっている、いい兆候かも。

CASE
07

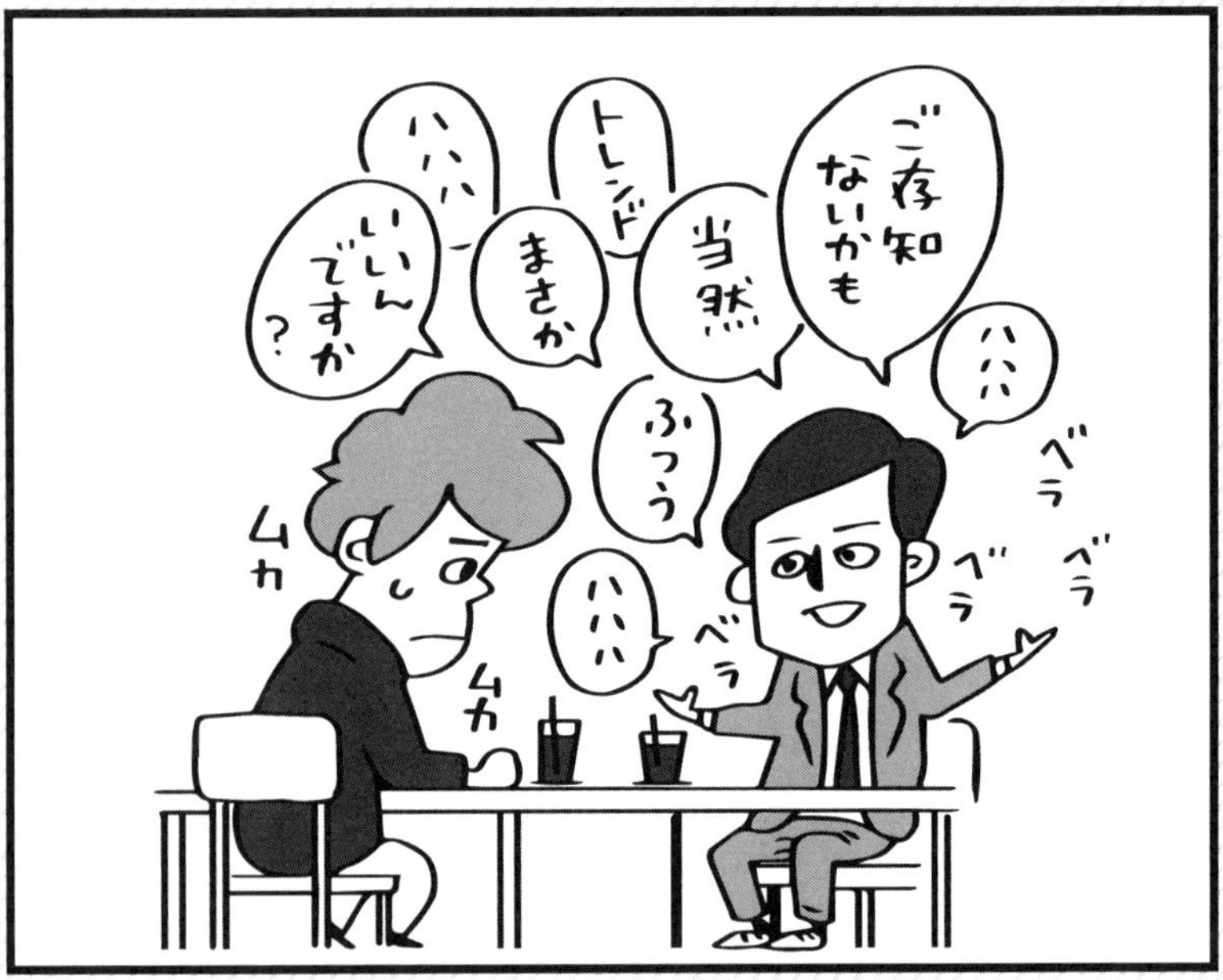
ご存知ないかも
当然
トレンド
まさか
ハハハー
いいんですか?
ハハハ
ふつう
ハハハ
ベラ
ベラ
ベラ
ベラ
ムカ
ムカ

ガツガツしたタイプの人とは合わない

話をしているだけでこちらが消耗してしまう人、っていますよね。**自分にやたらと自信がある、周囲を気にせず大声でしゃべる、あらゆることを断言しがち、嫌いな人へは露骨に態度に出す**、などが特徴といえるのではないでしょうか。

プライベートでは絶対に関わらないタイプだとしても、仕事となると接することが避けられない場合があるので、そんなときはどのように対応すればいいか、考えてみましょう。


まず、こういったタイプの人は、自分に自信があるため、まわりの人の意見に素直に耳を傾けることは少ない。だから基本的には、その人が自身の態度やスタンスを大きく変えることはない、と思いましょう。

断定的な発言は言葉の圧力が強く、一見説得力があるように思えます。そうするとあなたの意見と異なっていても否定や訂正をしづらくなり、相手のペースに巻き込まれてしまうため、ストレスがじわじわと積み重なっていきます。

他人がまき散らすストレスに感染しない、いちばんの方法は「接しない」こと。できるだけ物理的に距離をとることを考えましょう。仕事相手でも、工夫次

第では接触回数や一緒にいる時間を減らせる可能性があります。

距離をとるのが難しければ、自分のとらえ方を変えるほうに意識を向けましょう。たとえば、ガツガツした人と会うときは、「動物園に来た」と考えてみるのはどうでしょう。動物と同じで、相手の行動をコントロールできないものだと思えば、イヤな気持ちも少しは緩和されるはずです。

自分の意見を押し通す人を説得したり変えたりすることは容易ではないので、どうしようもないことにエネルギーを注ぐのはやめましょう。

POINT

変えることのできない相手との接触で
ストレスを受けるなら、
自分が考え方を変える以外に方法はありません。
むしろ心のトレーニングだと考えましょう。

CASE
08

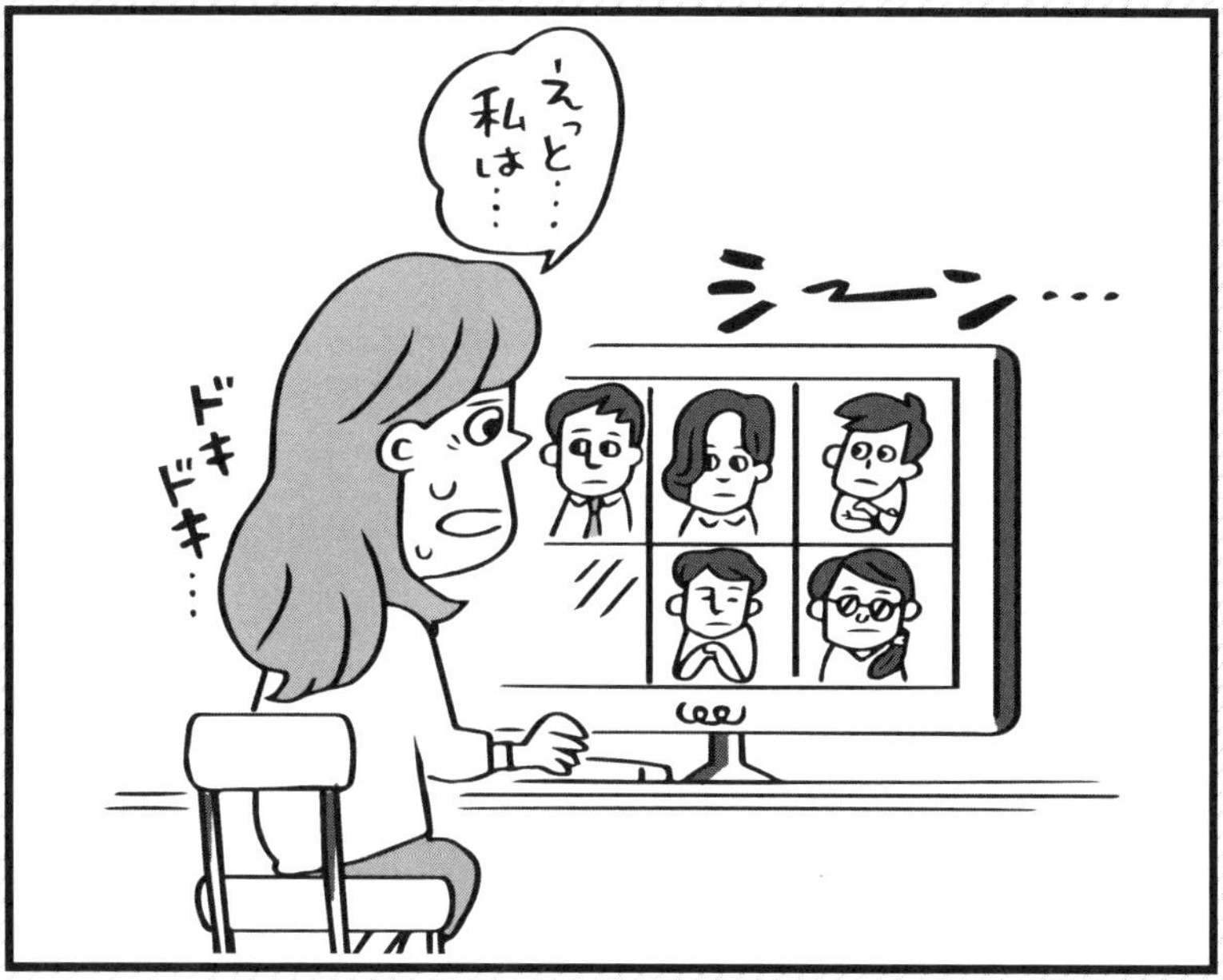
えっと・・・私は・・・
シーン…
ドキドキ…

ウェブ会議だと
うまく話せない

新型コロナウイルス感染症の影響で、多くの会社でリモートワークやビデオ会議が導入されました。オンライン業務はわざわざ会社に行く時間を節約したり、煩《わずら》わしい対面の仕事を減らしたりといった利点があるいっぽうで、なかなかシステムに慣れない、上手に活用できない、と悩んでいる人もいることでしょう。

とくにビデオ会議では、一度に何十人もの人がオンライン上で参加することもあり、普通の会議とはまた違った緊張感がありますよね。参加者が多くて視線が怖い、じっと見られている気がして落ち着かない、という人はどうしたらいいでしょうか。

この悩みに対する回答は、**「慣れましょう」**のひと言に尽きます。

無責任な回答だと思われるかもしれませんが、新しい技術やシステムが導入されたときには、誰でも慣れるまでにストレスや不自由さを感じるものです。たとえば、初めてガラケーからスマホに買い換えたときのことを思い出してみてください。「何これ、使いづらい！」と思ってストレスが溜まりませんでしたか？

しかし今は、おそらくほぼストレスを感じることなく使用できていると思います。それと同じで、ビデオ会議も頻繁に行なわれるうちに自然と慣れてくるはずです。

今後リモートワークやビデオ会議は職場などで当たり前になる可能性が高いため、回数を重ねるというのがいちばんの解決法です。

ただ、どうしてもリモートの感覚に慣れず、参加者の視線や表情が気になってしまうのであれば、参加者の画面が見えないようにする、または自分の画面をオフにする、などの設定にしておきましょう。

自分の映像を出さないことで何か言われても、**「カメラの調子が悪い」などと言っておけば相手には確かめようがない**ですから、リモート中は積極的に自分にとってストレスにならない環境をつくってしまいましょう。

最後に付け加えると、「誰かに見られているかもしれない」と感じることを、精神科の専門用語で「注察感」、それを確信している状態を「注察妄想」といいます。注察感は緊張や不安が強いときにも感じることがあるため、誰にでも起こりえます。ただし、普段の生活でとくに気にならないようであれば、治療の必要性はないでしょう。

しかし、注察妄想まで発展してしまった場合は、「見られている」という不安が強くなって日常生活にも大きな影響を与えてしまうことがあります。そのようなケースでは精神科の専門治療が必要な可能性が高くなります。
慣れやリラックスによっても、見られている感覚が和らがない場合は精神科の受診も考えましょう。

POINT

新しいツールに
慣れるには時間がかかります。
ただ、一度慣れれば
ストレスは感じづらくなるもの。
同時に負担の少ない使い方も
探してみましょう！

CASE

09

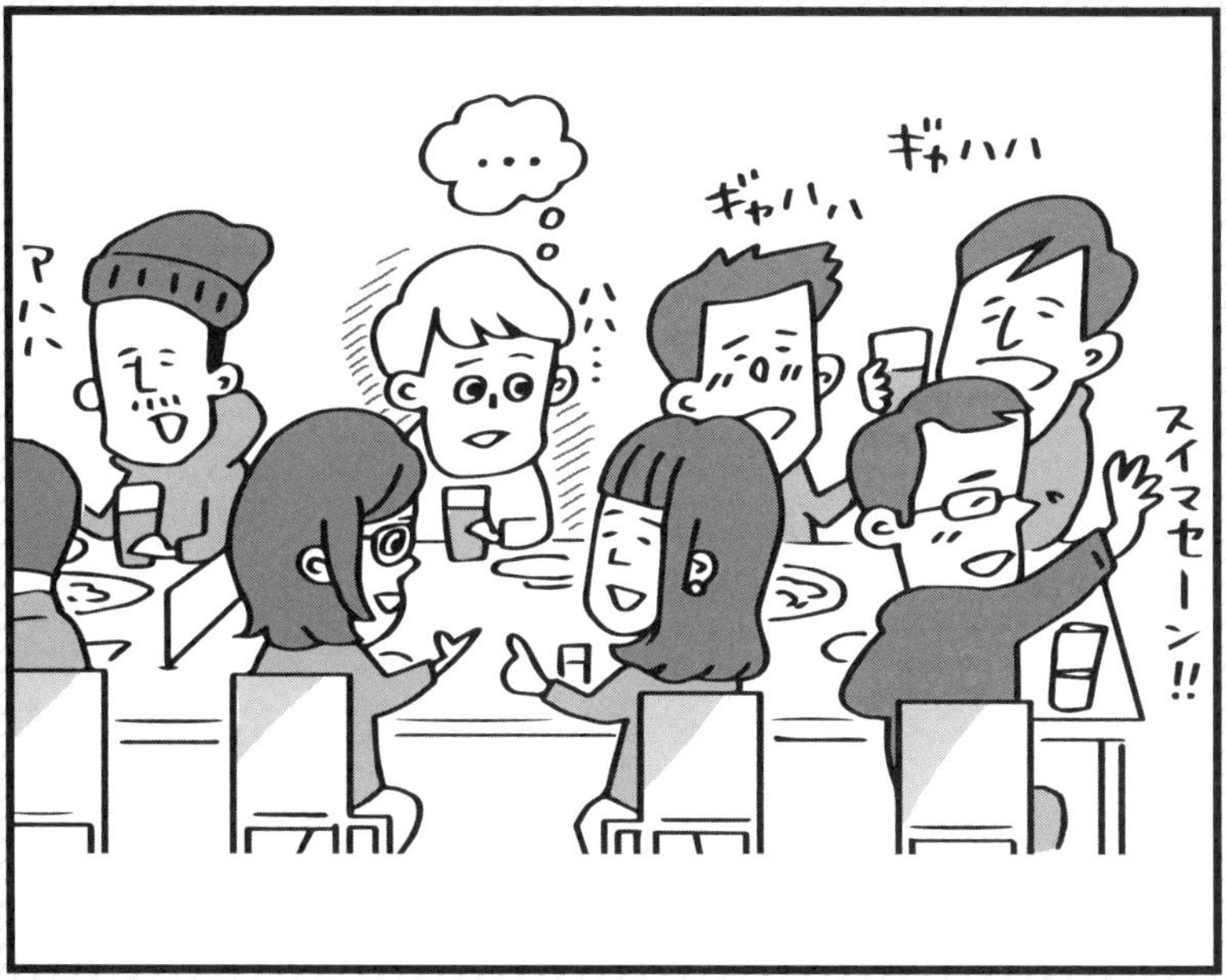
・・・
ギャハハ
ギャハハ
アハハ
ハハ…
スイマセーン!!

飲み会が
苦痛でしかない

普段は一対一や少人数などの集まりが好きな人でも、職場の飲み会など、ある程度参加者が多い会に出席しないといけない機会は少なからずあります。

本当は断りたいけれど、カドが立つので仕方なく参加して、終わったあとにグッタリしてしまう、という経験がある人も多いと思います。

率直に言ってしまうと、そういった自分が苦手とする集まりには極力参加しないようにしましょう。

人には得意不得意があります。大人数のコミュニケーションが得意な人もいれば、そうではない人もいるのが当たり前なので、わざわざ時間をかけて不得意なことをする必要はありません。

コミュニケーションを円滑にするためにお酒は必須ではないでしょうし、**チーム全体の顔合わせならば、飲み会以外の場でもできるはずです。**むしろ、苦痛を感じるような場面にお金を払わせて、数時間強制的に滞在させることが個々の社員のモチベーションを下げてしまっている、という可能性もあります。

ですから、どうしても出席しなければいけない会でないかぎりは、苦手な集まりからは距離をおきましょう。

不参加が難しい場合でも、せめて誘いがあった段階で、「自分は大人数で集まる会は苦手で……」とあらかじめ伝えておいたほうがいいですね。

前もってそういうのが苦手な人だ、という印象を植えつけておくことで、今後誘われる煩《わずら》わしさや、断る気まずさと距離をおくきっかけになりますから。

本当は断りたいのに「ＮＯ」と言えずにガマンを続け、ストレスが蓄積してうつ病になってしまった、という人もいます。だからこそ、本当に必要なときに「ＮＯ」を言えるようになるためにも、ちょっとした普段の飲み会などで断る練習をしておきましょう。

もちろん、組織の調和を重んじること自体は悪いことではありません。でも**何より大事なのは、健康な自分でい続けることです。**

自己犠牲の精神で自分のことを後回しにして、他人を優先しすぎると、必ず心や体にゆがみが出てきます。日ごろから自分を守る考え方や行動を心がけるようにしましょう。

POINT

苦手なことは
できるだけやらなくてすむ方法を考える！
そのためには、自分が苦手なことを
周囲にあらかじめ伝えておくことも有効です。

CASE

10

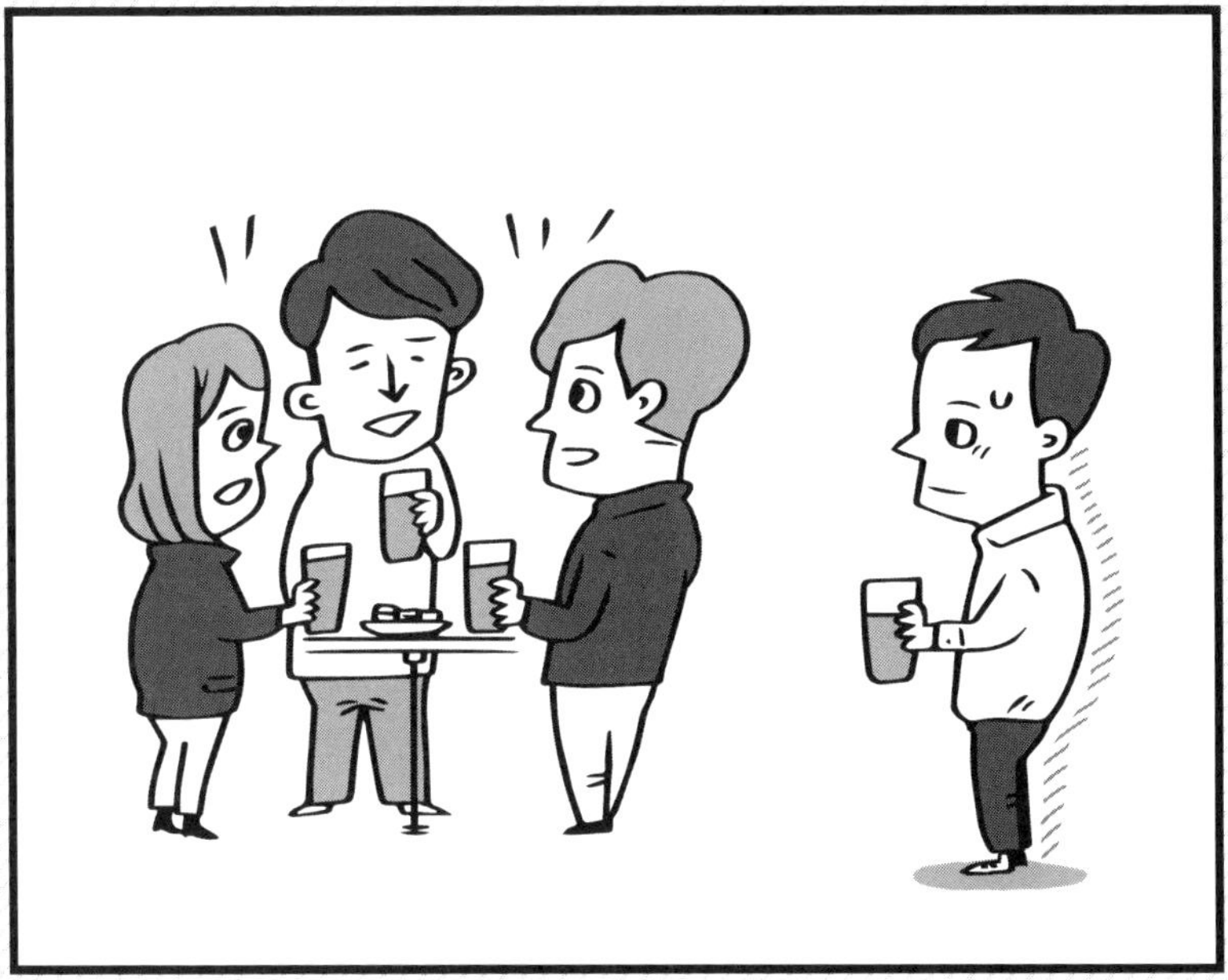

会話の輪に入れなくて孤独を感じる

子どものころから集団生活が苦手で、なんとなくまわりと馴染《なじ》めない、特定のグループに入ることが苦手だ、という人をよく見かけます。

もともと一人でいるのが好きだ、という人もいると思いますが、そうではない人はグループに馴染めず、一人の時間が増えるほど寂しさや孤独を感じてしまうことでしょう。

しかし「隣の芝生は青い」という言葉があるように、**仲間同士でワイワイすることが必ずしもプラスの面だけをもつわけではない**、ということは頭に入れておいたほうがいいと思います。

人間はどうしても比較をしたがる生き物ですが、どっちがいいか悪いかは、基本的には両方経験してみないとわかりません。

たとえば、あなたが集団のなかにとけ込むのがうまい人を羨《うらや》ましく思ったとしても、実際にその人とまったく同じ立場を経験することはできないため、いい・悪いの比較はできないのです。

集団のなかでうまく立ち回っていても、もしかしたらグループ行動が苦手な人とも話さないといけないとか、自由になる時間がないとか、そういうマイナス面があるのかもしれません。

もちろん、集団に馴染めないことで孤独を感じやすかったり、円滑なコミュニケーションを取りづらいといったマイナス面はありますが、**一人の時間を楽しめるようになれば孤独感は薄れ、コミュニケーションの煩わしさからも解放されていきます。**

それでもやっぱりグループでの行動を羨ましく思い、現状を変えたいと願うなら、自ら歩み寄る努力をしたほうがいいでしょう。

人と親しくしようと思ったときに重要なのは、「ほんの少しの勇気」です。

ほんの少し勇気を出して自ら相手に声をかける。その一歩を踏み出せれば、孤独に苦しむ時間を減らせるかもしれません。

ただ、そのときに焦って本来の自分とは違う姿を無理に演じたりしないようにしましょう。取り繕《つくろ》ったとしてもいつか必ずボロが出るので、できるだけ自然体で臨むことが大事です。

また、相手になんと声をかけていいかわからなければ、第一歩として「質問」をするのをオススメします。質問に答えてもらったことをきっかけに会話がつながることもあるので、距離を少し縮めるのに質問は有効な方法です。

POINT

大勢がいる場で居心地の悪さを感じるのは、
もともと集団生活が苦手だからなのか、
自分の勇気が足りていないだけなのかを
見極めましょう。

CHAPTER 3

あいつをどうにかしたい

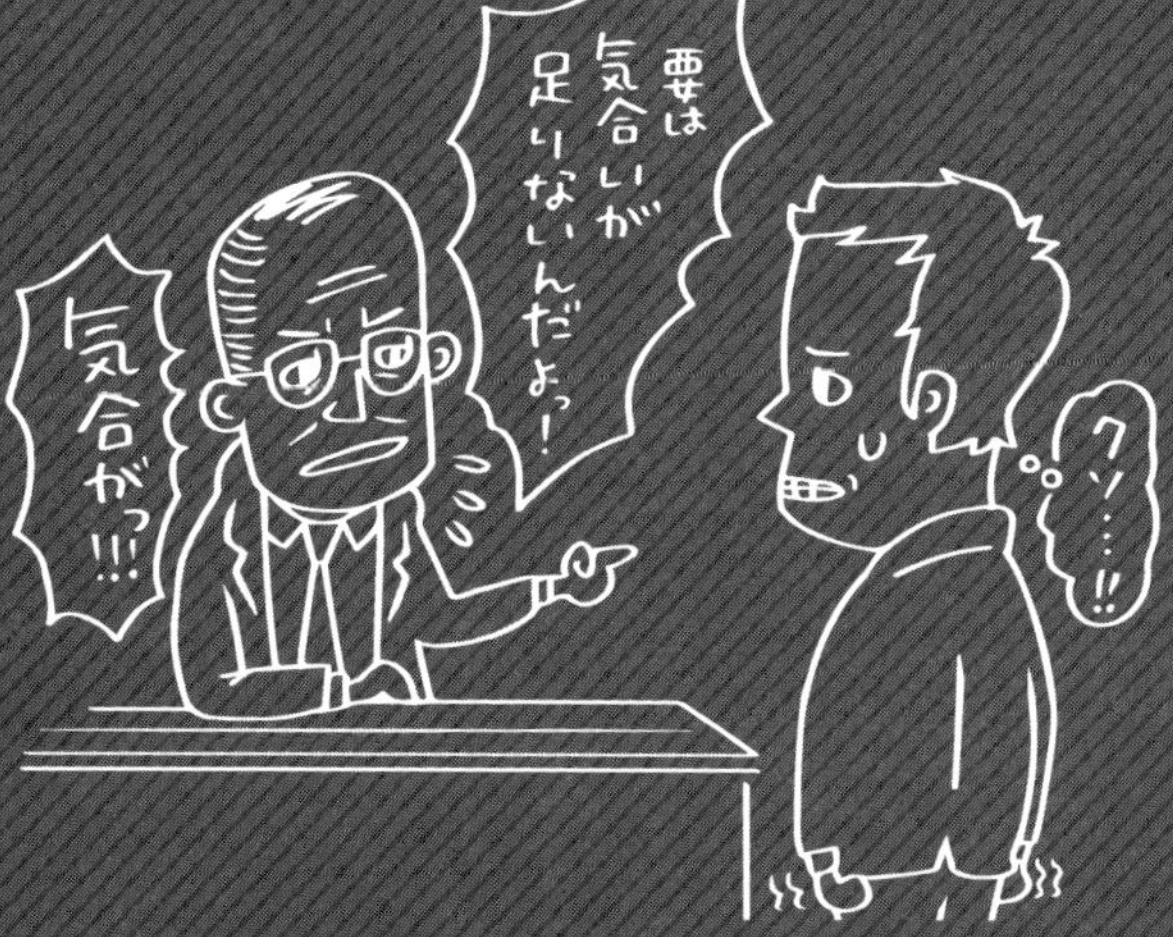
クソ……!!
要は気合いが足りないんだよっ!
気合がっ!!!

CASE

01

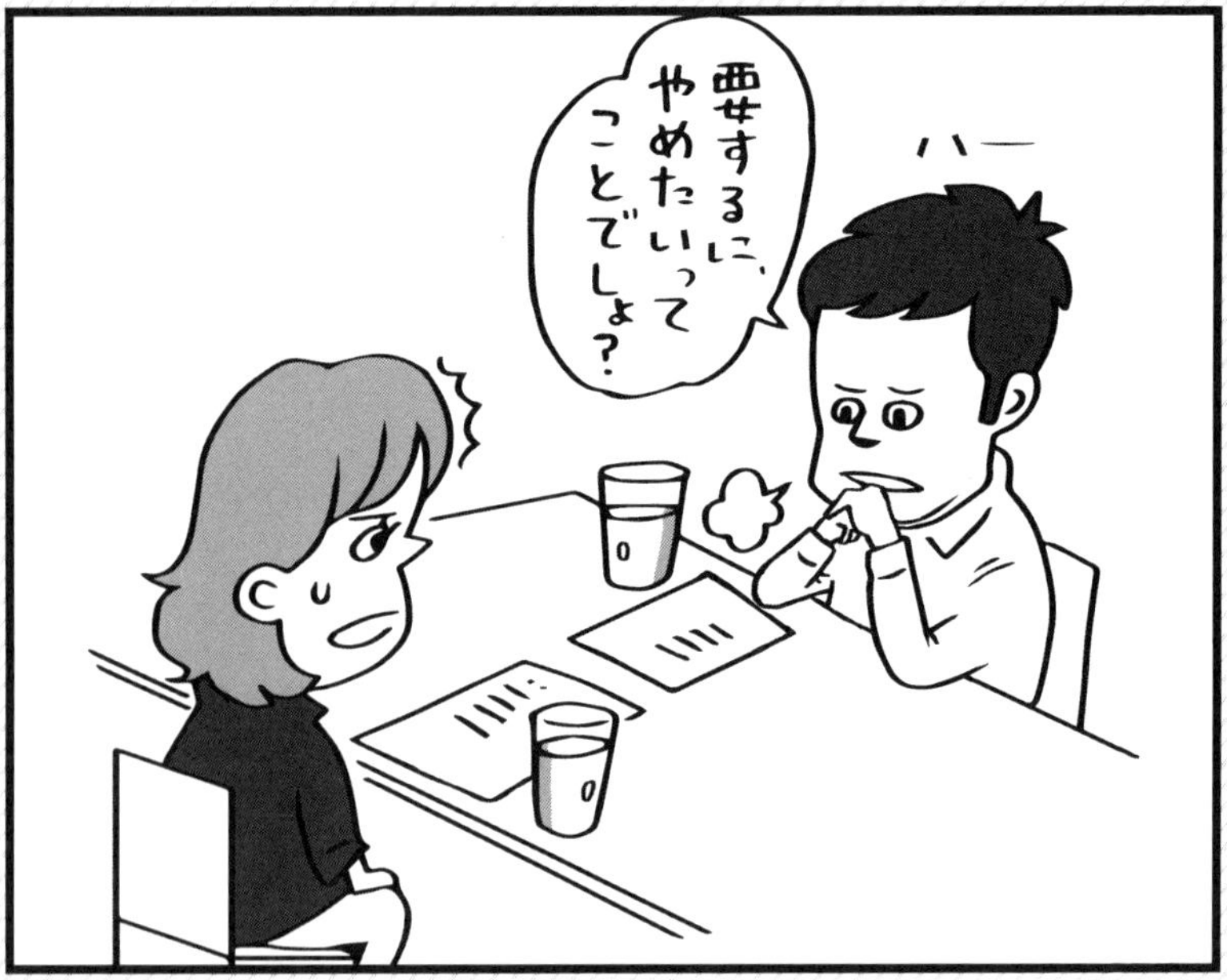

要するに、やめたいってことでしょ？
ハー

カッときたとき、感情のまま行動してしまう

人生ではたびたび予想外の出来事が起こります。それが嬉しいことばかりならいいのですが、なかなかそううまくいかないのが難しいところ。ときには突然悲しいことに見舞われたり苛立《いらだ》つことが起こって感情的になってしまい、後悔する人もいるでしょう。

それでは、感情の赴くまま行動しないためにはどうしたらいいでしょうか。

時おり、イライラしやすい人に「感情的になるな」と諭す人がいますが、私としてはそのアドバイスはちょっと違うのではないかなと思います。**感情的になるな、というのは、たとえば後ろから急に飛びつかれて驚かされたときに、驚くな、というのと同じです。**そう考えるととても難しそうだと思いませんか？

だから私は、「感情的になるのはある程度仕方がない。ただし、自分が感情的になっていることには気づきましょう」というアドバイスをします。何かイヤなことがあってカッとしてしまった、そこまでは誰にでも起こりうることです。**大事なのは、その時点で「あ、今自分はカッとしている」と気づくことです。**実際に「自分はイライラしている、ムカついている」と声に出すのもいいでしょう。

人間の「感情」は、脳の扁桃体《へんとうたい》という部分が関係していますが、「思考」は前頭前野《ぜんとうぜんや》という部分が関係していて、感情と思考をそれぞれ別々の部位が担っています。

「感情」の活動を抑えるためには、できるだけ早い段階で自分の状態を客観視して、脳の機能を「思考」に切り替えることです。

「あ、今自分はイライラしているな」と感じたら、「なんで自分はイライラしているんだっけ」と考えてみます。

何か思い当たることがあれば、「そこまでイライラする必要はあるのか」と自問してみましょう。もし原因が些細《ささい》な出来事だった場合は、そんなにイライラする必要はなかった、と気づいて気持ちが落ち着くこともあります。

それでもやっぱりイライラが抑えられない、と感じたとしても、その時点で多少は怒りが収まっていることでしょう。なぜなら、**感情を思考に変換することで、もともとあった怒りの程度が緩和されるからです。**沸騰したお湯を冷えた容器に移し替える作業を頭のなかで行なうイメージです。

こうしてワンクッションをおいたあとに大事なのが、あらかじめ決めておいた行動をとることです。

たとえば「10回深呼吸をする」「ゆっくり水を飲む」「10秒間目を瞑《つぶ》る」など、その場ですぐに実践できることがいいでしょう。直後にこうした行為を行なうことで、感情のまま反射的に行動に出るのを防いでくれます。

イライラに振り回されてしまう人は、この過程を意識してぜひ実践してみてください。

POINT

感情的になってしまったときは、
脳の活動部位を意図的に
扁桃体から前頭前野に
切り替えることを意識しましょう！

CASE
02

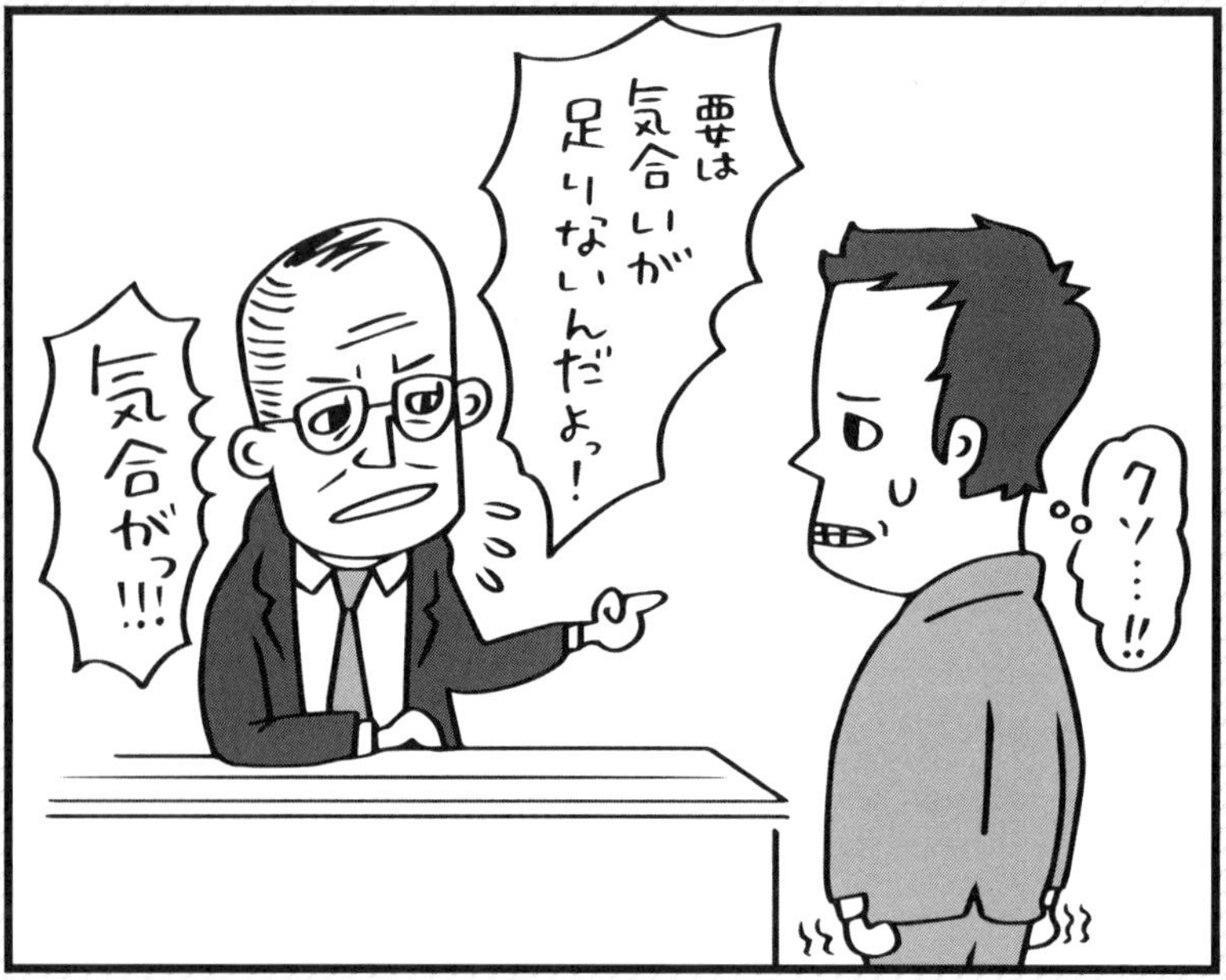
要は気合いが足りないんだよっ!
気合がっ!!!
クソ…!!

上司の不当な扱いに逆らえない

上司から不当な扱いを受けると、腹が立つし落ち込みもしますよね。けれど、相手は上司だから反論できないし、しぶしぶ受け入れるしかない、とあきらめてしまう人も多いでしょう。しかし、**上司に対するストレスを「ガマンする」「耐える」と考えるのはやめましょう。**

おそらくそんな上司であれば、他の社員にも不当な扱いをしていて、まわりから見ても理不尽な姿に映っていることと思います。私がオススメしたいのは、その上司に対する不満をまわりと共有して愚痴を吐き出すことです。自分と同じ気持ちの人が周囲にいた、と知るだけでも、人は安心感を得ることができます。

他人の共感を得られると、自分が認めてもらえたという感覚が生まれ、それが精神的な支えになります。とくに不満の感情を共有する結びつきは強いため、集団の一体感を高めることにもつながります。

自分のなかだけで抱え続けると、いつしか心に限界がきてしまうので、溜め込みすぎる前に外に発散することが重要です。鉄は雨や風にさらされると錆《さ》びてしまい、定期的に錆びを落とさないとどんどん劣化するのと同じで、人間も不満を溜め込みすぎると徐々に自身のつらい気持ちが蓄積してしまいます。

また、イヤな気持ちになったときは気持ちが動揺しているため、冷静に判断できていないことも多いもの。だから**つらい気持ちをまわりに吐き出すと別の視点からとらえた意見をもらえて冷静になれる、**というメリットもあります。

ですから、自分の心をリセットするために、たとえ愚痴だとしてもまわりに伝えることは大切だ、ということを知っておきましょう。

ただ、上司の態度があまりに度を越している場合は、しかるべき組織に早めに相談しましょう。ネットで調べれば、今あなたが相談するべき相手がすぐにわかるはずです。

POINT

「ガマン」や「忍耐」は精神的な負荷が大きい。
どこかで発散することが重要だし、
場合によってはそれが
まわりの人への愚痴でも大丈夫。

CASE

03

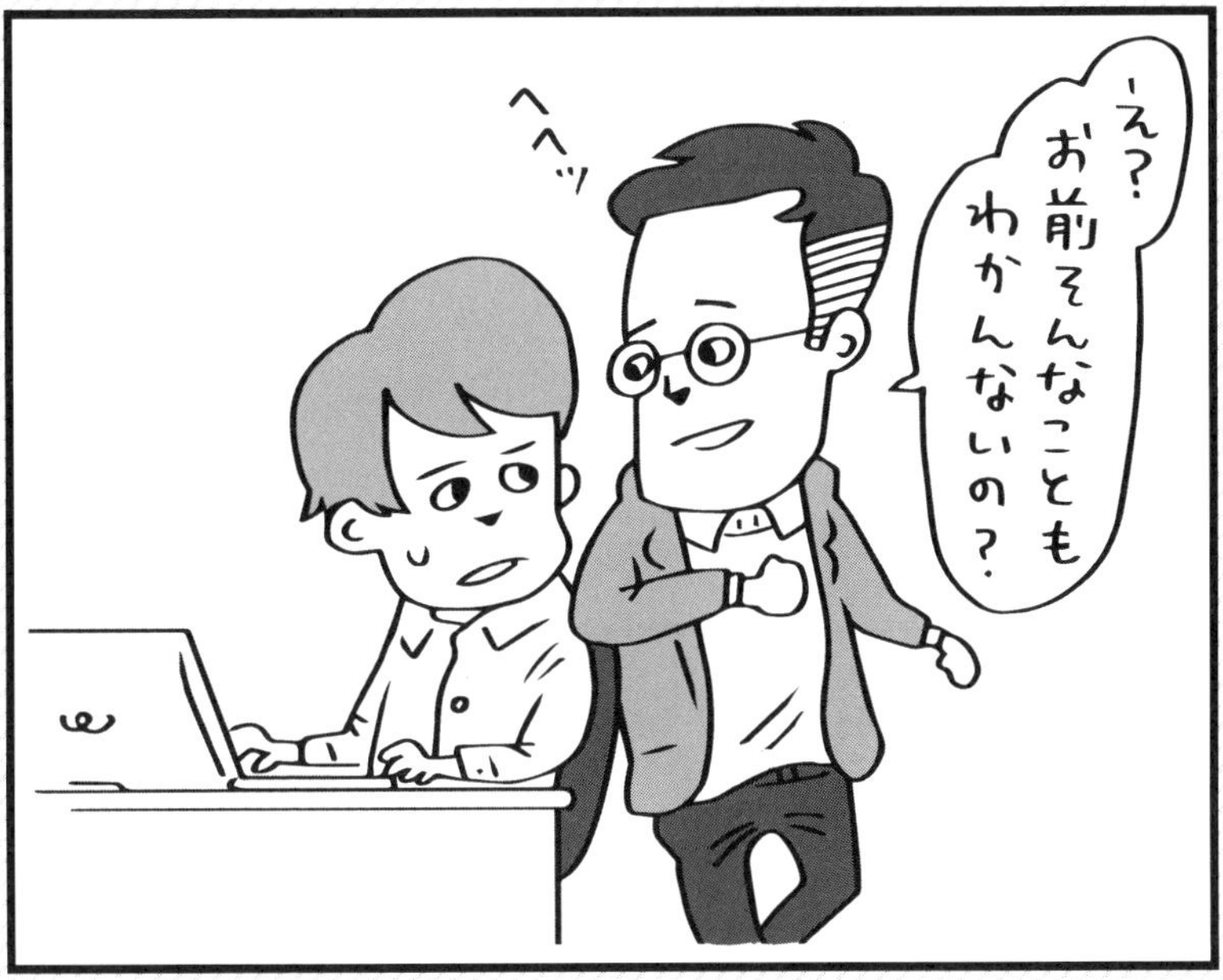
え？お前そんなこともわかんないの？
へへッ

いちいちマウンティングしてくる人がいる

マウンティングは、もともとサルやゴリラが自分の優位性を示すために相手の上にのしかかる行動を指します。

人間社会では実際に乗っかってくる人はいないと思いますが、言葉や態度で自分の優位性を示そうとマウンティングをとってくる人はよく見られます。

具体的な例としては、「そんなことも知らないの？」などの〝上から目線〟や、「最近こんなに儲《もう》かっててさ〜」などの自慢話が該当します。

どちらも、自分が相手より上だということを示すための言動といえるでしょう。

そもそも人がマウンティングをとる心理としては、**その背景に「プライド」や「劣等感」が隠れている**ことが多いといえます。

その人に特定の物事に対するプライドがあるから、「自分はこんなにすごいんだぞ」というアピールをしている、あるいは、自分に自信がないからその欠点がバレないように、マウンティングをとって少しでもよく見せようとしているのでしょう。

誰でもマウンティングをとられるとイヤな気分になると思いますが、反射的に反応してしまうのではなく、一度冷静になって、**「なんでこの人はマウンティングしてくるのだろう？」と考えてみましょう。**

そうすると「この人はまわりから認めてもらいたんだろうな」とか、「本当は自分に自信がないのかもしれないな」といった心理が見えてきます。それによって、少し寛容に考えられるのではないかと思います。

そもそも何かにつけマウンティングをしてくる人は、サルやゴリラと同じレベルの人、というふうに考えましょう。サルやゴリラの相手をし続ける必要はないので、受け流して早めに離れるのが得策です。

POINT

マウンティングは、
行なう相手の心の幼さからくる行為です。
あなたに大人の分別があるなら、基本的に
受け流して相手にしないようにしましょう。

CASE
04

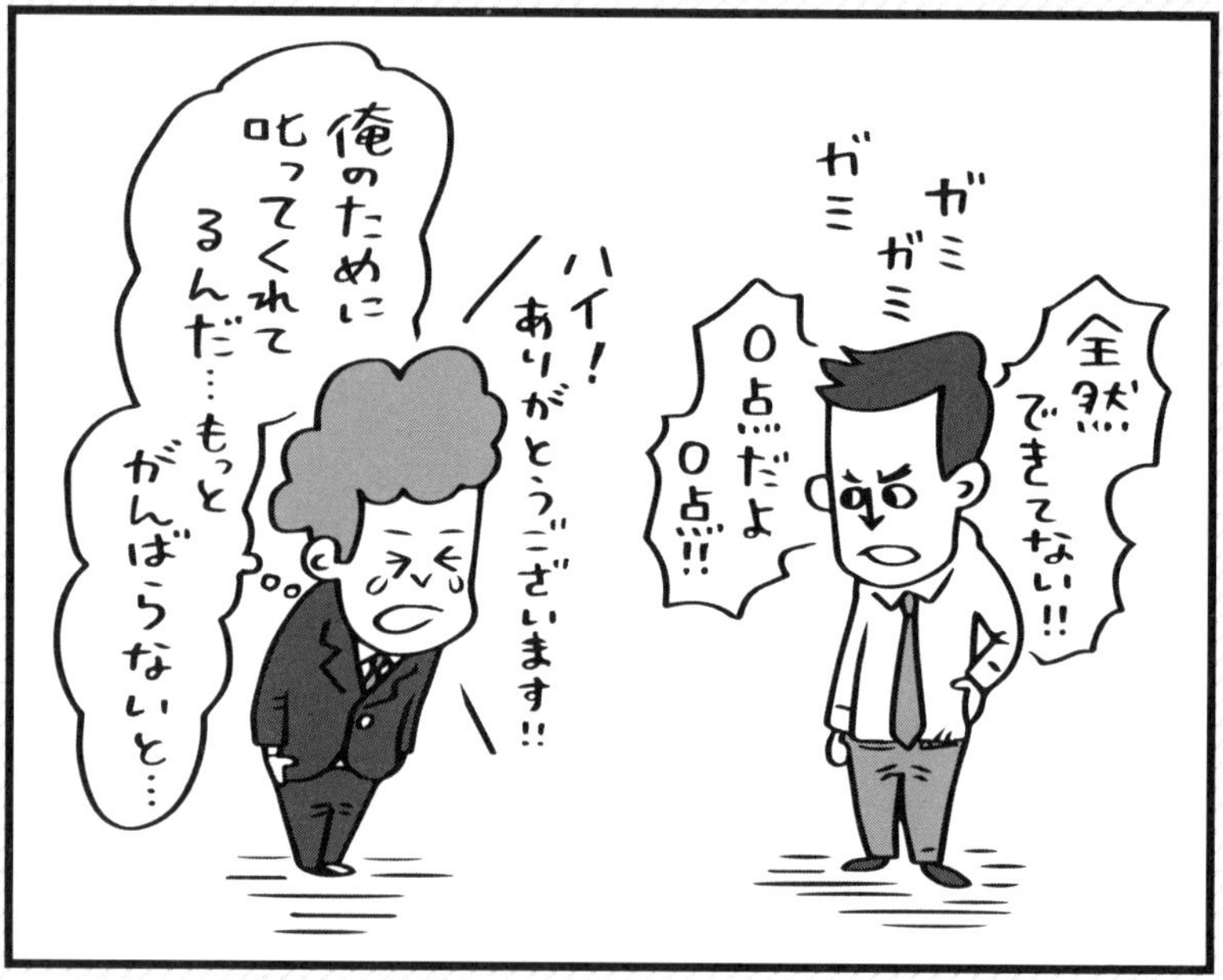

全然できてない!!
0点だよ 0点!!
ガミガミガミ
ハイ!ありがとうございます!!
俺のために叱ってくれてるんだ…もっとがんばらないと…

「あなたのためを思って」のモラハラがつらい

「指導」という名の下にことさら厳しく接したり、わざとキツい言い方をしたりする人っていますよね。これと似た構造は、職場のみならず教育現場での体罰や、子育てにおける虐待《ぎゃくたい》などでもよく見られます。つまりは、立場が上にあるものが「相手のためだから」と自分の行為を正当化し、不適切な手段を用いて指導をするのです。

当然、体罰や虐待が容認されないように、本人がイヤだと感じているにもかかわらずその手段を続けることは正当化されませんし、モラルハラスメント、いわゆるモラハラにも該当するでしょう。

また、本人が正当化している行動の背景にあるものが、**実は憂《う》さ晴らしや単に虫の居所が悪いだけだった**、ということもあります。

多くのモラハラには「相手を従わせたい」「コントロールしたい」など、ある人を支配下に置くことで自分が優位に立ちたいという欲求が隠れています。

さらに恐ろしいことに、モラハラをする人のなかには、「普通に言ってもわからないから」「本当はイヤだったけど仕方なく」などと、相手に責任転嫁《てんか》をする人もいます。

このように、そもそも**モラハラをする人は自分を客観視できず、罪悪感も**

ないため被害者は大きなストレスを被《こうむ》ることになるでしょう。そんな状況にいつまでも耐えている必要はありません。

理想的には相手の行動に「ＮＯ」を突きつけることですが、たとえばそれが上司だとなかなか難しいと思うので、その場合は社内の適切な部署やしかるべき窓口に相談しましょう。第三者に訴え代わりに伝えてもらう、適切な配置換えをしてもらうなど、自分一人ではどうしようもなかったことも、相談することで新たな解決策が見つかるかもしれません。

POINT

モラハラをする人は、無自覚にこちらのメンタルを削ってきます。個人で対処するのは負担が大きいので、第三者を交えて対策を考えましょう！

CASE

05

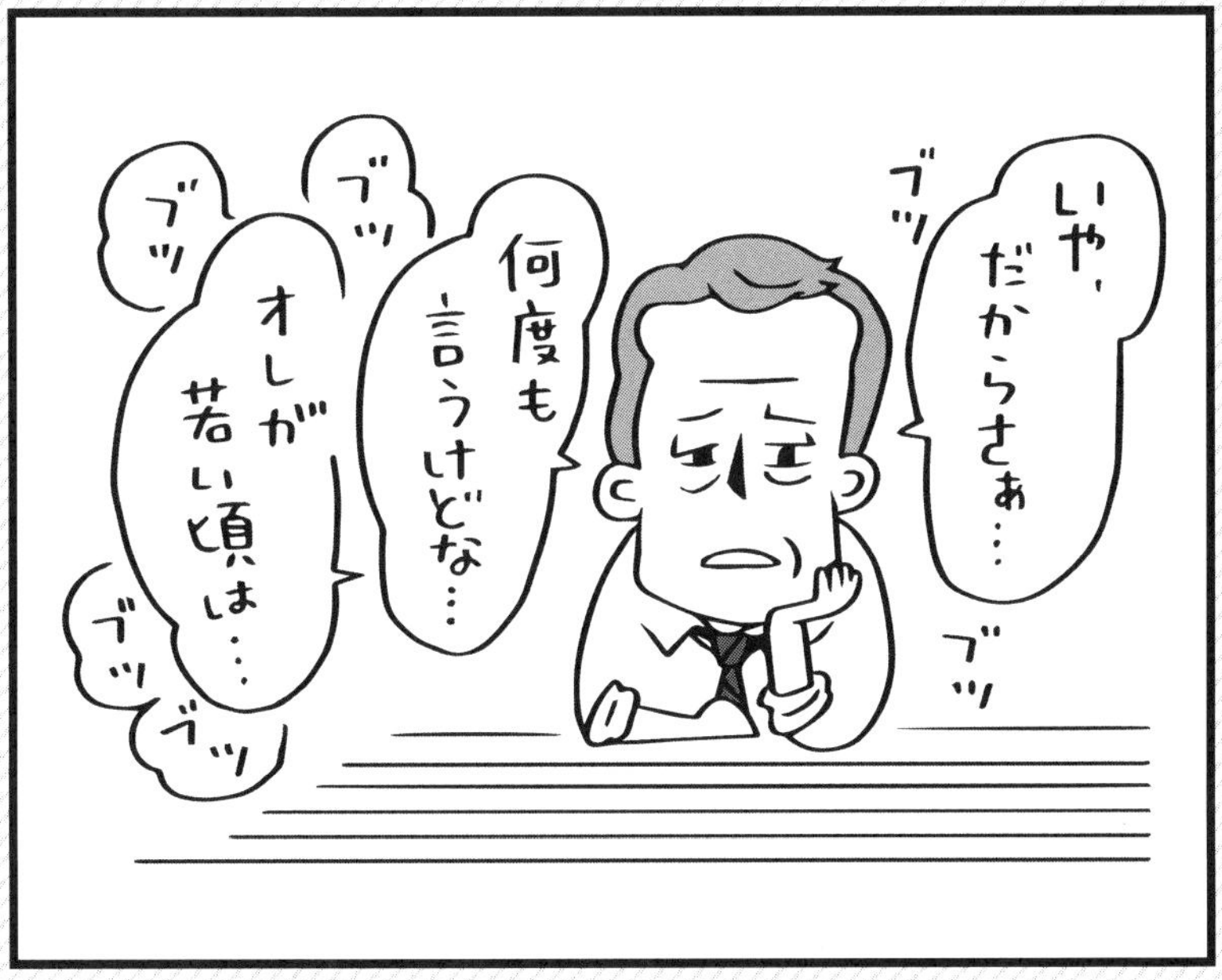
ブツ
いや、だからさぁ…
ブツ
何度も言うけどな…
ブツ
ブツ
オレが若い頃は…
ブツ
ブツ

昭和おじさん上司の顔を見るだけでも気が滅入る

価値観やスタンスをいっさいアップデートできない上司ってどこの職場にもいますよね。年代的に考えても、多くの場合、そういう人は社内の比較的上の立場にいるのでタチが悪いです。人使いが荒くても、本人は嫌われることを厭《いと》わないので、まわりにはマイナスの影響を与えるいっぽうで、仕事はある程度できて結果を出しているものだから、本人もどこか天狗《てんぐ》になっていてまわりも口出しができない……あ、これはあくまで架空の人物についての話ですよ（笑）。

さあ、こんな迷惑上司が職場でのさばっている場合、不幸にもそこで働く人はどうしたらいいでしょうか。

いちばんの対策はなんとなくわかりますよね。そう、職場から離れることです。

その上司はどうせ自身の価値観を変えることはないでしょうし、そんな劣悪な環境で勤務していたら、あなたの身が持たなくなってしまいます。

たとえば、築年数50年を超え一度も改築やリフォームをしていない物件に、住み続けたいと思いますか？　50年アップデートがなければ、外観はボロボロで建物内の設備の多くも機能しないでしょう。最悪、倒壊して命の危険に晒《さら》されるかもしれません。

いつまでも新しくならない物件だったら、もう仕方ないからあきらめて別の物件に引っ越しますよね。それと同じで**自分に合わないのに変わる可能性がまったくないもの、悪影響を与えるものからは早めに離れる**ことが大事です。

ただ、自分から離れるのが難しければ他の方法もあります。それは上司の態度に問題があると会社に報告することです。再び建物でたとえると、耐震基準を満たしていない物件を国に報告するのと似ています。

イヤな上司への対処方法は自ら行動を起こすのが難しいケースも多いため、基本的には、離れるか離れさせること。なんとかして物理的な距離をとる方法を考えましょう。

POINT

昭和おじさんの価値観や
考え方は変わらないと考えよう！
自分のメンタルがダメージを受けない方法を
まわりに相談しながら冷静に探して。

CASE
06

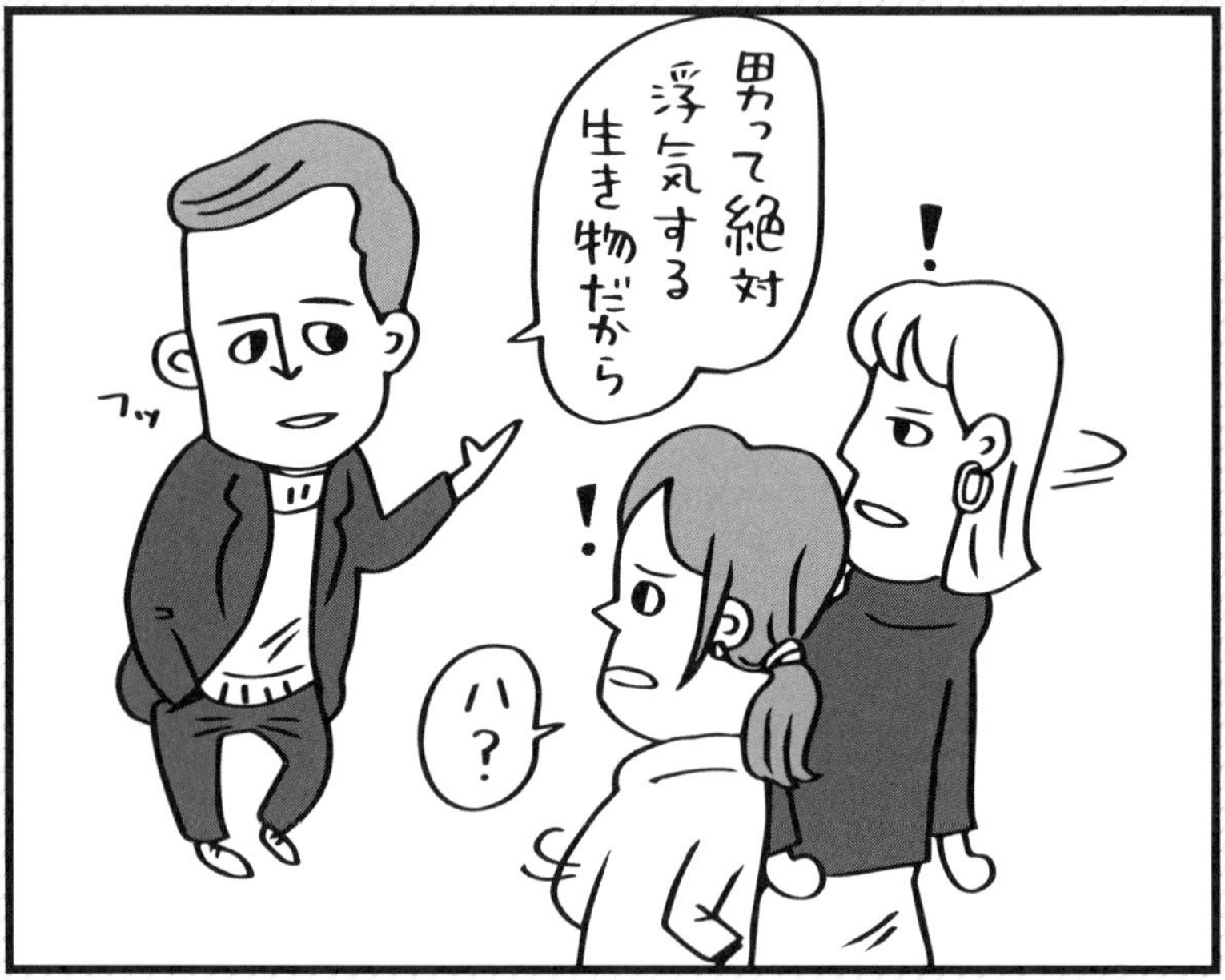
男って絶対浮気する生き物だから
フッ
!
!
ハ?

クソみたいなアドバイスをしてくる人がいる

「あなたのためを思って言っているのよ」とか、「これは絶対こうしたほうがいい」というような、クソみたいなアドバイスをしてくる人っていますよね。

大体が大きなお世話で、賛同できない意見が多いのがこういったアドバイスの特徴でもあります。

もちろんすべてとは言いませんが、他人からの「あなたのためを思って言っている」というアドバイスは、**「相手が自分の言うとおりに動いたことで自分自身が満足を得たい」という心理に基づいている**ことが多いもの。相手が従ったことで自然とマウンティングがとれるかたちになるので、自尊心も満たされるのです。

だから、相手の満足感を高めるために、賛同できないアドバイスに素直に従う必要はありません。

ただ、真っ向から反対すると、相手がヘソを曲げたり、逆にますます頑固になったりするので、**「そうなんだ。参考にさせてもらうね！」と伝えて、実際はスルーするくらいに留《とど》める**のがいちばんいいと思います。

逆に、自分が助言をする立場になったときにも立ち居振る舞いには十分注意しましょう。自分としてはアドバイスのつもりだったのに、お節介《せっかい》や意見の押しつけになっていた、ということがけっこう多いのです。

とくに**相手の意見を頭ごなしに否定するのはいちばんやってはいけません。**

たとえ賛同できなくても一度相手の意見を頭のなかで噛み砕いて、まず理解を示してから自分の見解を言うようにしましょう。

もうひとつ気をつけたいのは、なかにはあなたを本気で心配してアドバイスをくれる人もいる、ということです。

それを確かめるためには、相手がどれだけあなたの立場で考えてくれているかどうかを見極めましょう。

たとえば、相手にいっさいメリットがないにもかかわらず真剣に意見をしてくれる場合や、相手の価値観を押しつけて「それは違う」と言うのではなく、「あなたの性格を考えるとこちらのほうがいい」など**冷静に分析と指摘をしてくれる場合**は、少し立ち止まって耳を傾けてもいいかもしれません。

POINT

他人のアドバイスは意見の押しつけであることも多いもの。聞き入れるに値するかどうか自分で冷静に判断して、必要なところだけ参考にしよう。

CASE
07

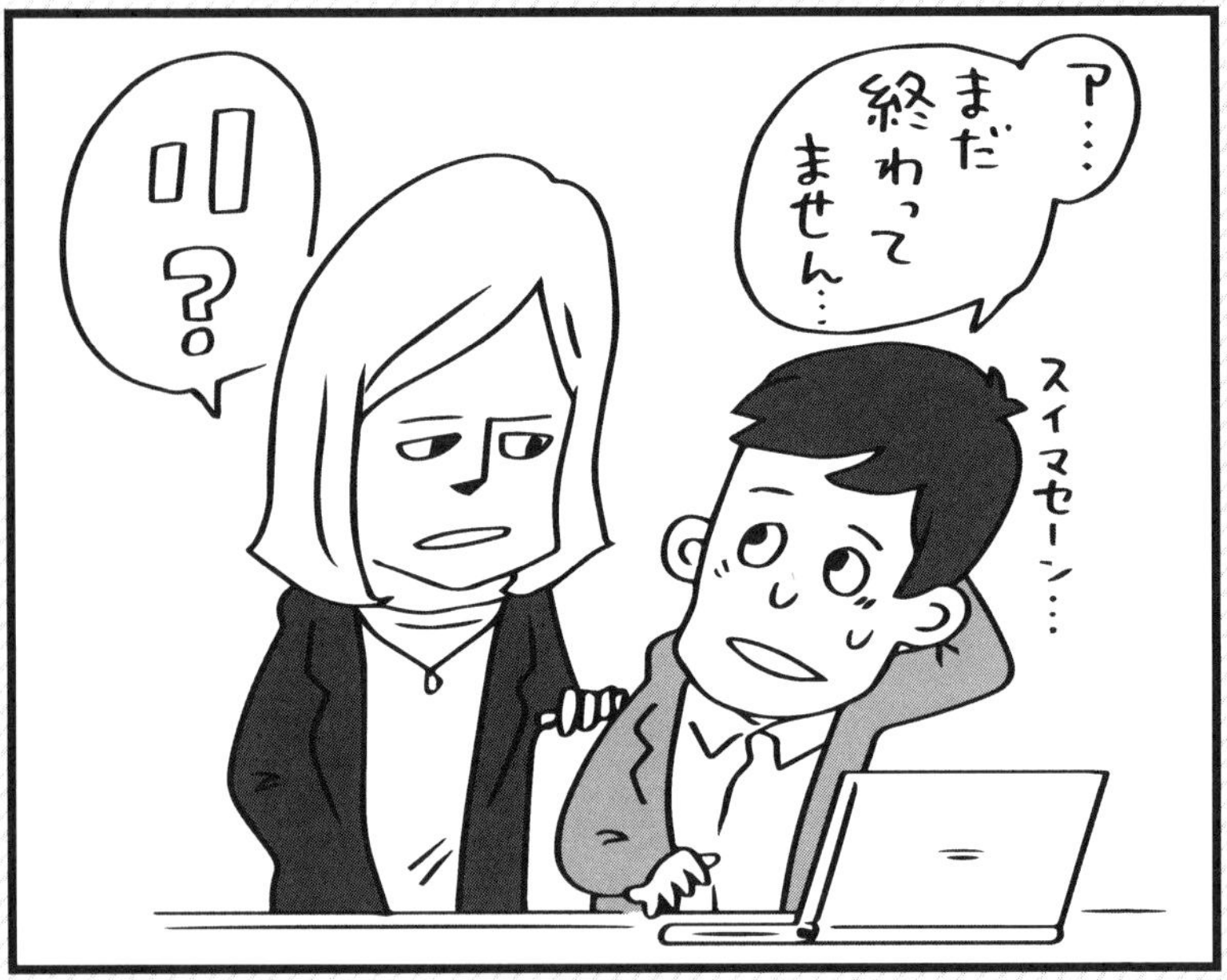
ハ？
ア…まだ終わってません…
スイマセーン…

仕事が遅い人、
要領が悪い人にイラッとする

能力が高い人ほど、仕事が遅い人や要領の悪い人に対して、「なんでできないの？」「どうして1回で覚えられないの？」と思ってしまうかもしれませんが、その答えは単純です。

それは**「人はみんな違うから」**です。人間の能力にはどうしても差があるので、同じことをやらせても得意不得意、上手下手、早い遅いはあります。

他人の仕事のやり方や速度が気になってしまう人は、何事にも得手不得手があることを認識するのが重要です。

人よりも処理能力が高く、学習スピードが速い人は自分のレベルを普通だと考えているため、できない人の気持ちがわからないことも多い。しかし、幼い子がすぐには自転車に乗れないように、できない人にとっては高いハードルがあるということは、常に頭に入れておきましょう。

まずはそれを認識してから、**どうしてその人がうまくできないのか、本人と一緒に考えてみましょう。**できないことだけに注目するのではなく、どうしたらできるようになるのか、という視点からやり方を考えるのです。

そのときのポイントは、できるだけ相手の立場になって考えることです。ここで大切なのは、**相手のできない理由が判明して、実際にそれを本人に教えてもうまくできない場合は、それ以上無理強《じ》いをしないようにすること。**

ある作業が苦手だ、というのはもはや相手の特性であり、教えたとしても直らないかもしれません。その場合は無理にやらせるのではなく、早めに方針を切り替えて、別の仕事をしてもらうのも一法です。仕事全体の効率化や適正化にもつながるので、他人の特性を把握して仕事の割り振りができるようになるといいですね。

POINT

仕事ができない人がいるときは
相手の気持ちになって考えることが
何よりも大切。しかしどうしても
できない場合はこだわらず、その人に
できることをやってもらうようにしよう。

CASE

08

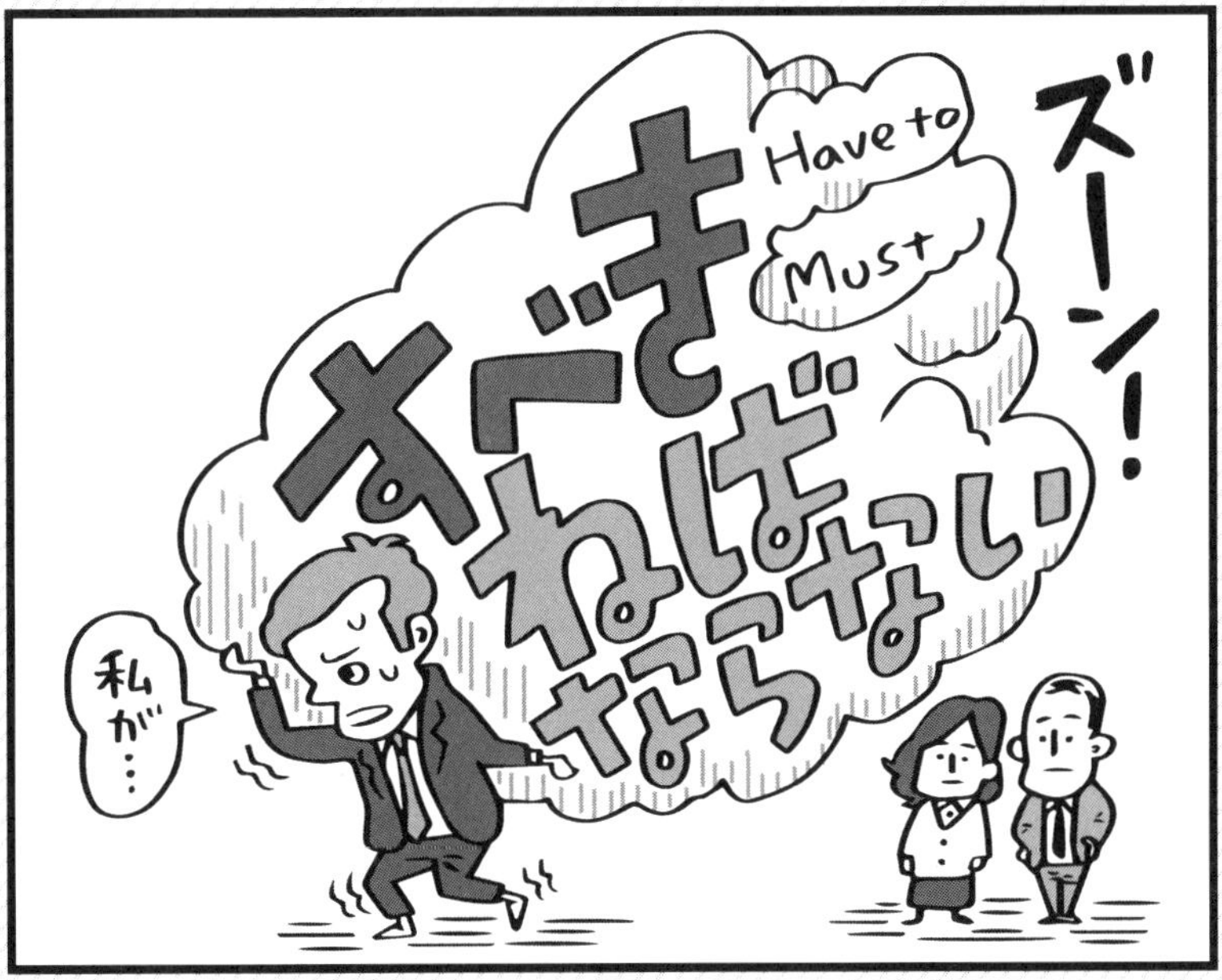

がんばらない人が どうしても許せない

責任感が強い人や負けず嫌いな人は、なんでも自分一人でやろうとして、その結果、負担を抱え込んでつらくなる、ということがよくあります。

さらに、自分ががんばっているからこそ、がんばっていないように見える人が目について、「なんで自分ばかり」と理不尽な気持ちになることでしょう。

そんな人にお伝えしたいことが2つあります。

ひとつは**「世の中にはいろんな人がいるということを知ろう」**。

もうひとつは**「その人たちと協力できるようになろう」**です。

人はどうしても、物事を「自分基準」で考えてしまいがちです。もちろん自分以外の人にはなれないので、それはある程度仕方がないのですが、世の中には本当にいろいろなタイプの人がいるので、もう少し広い視野で物事をとらえられるようになるとラクになるかもしれません。

当然、自分より体力がない人や気力が続かない人もいるので、彼らを下に見てしまいたくなることもあると思いますが、他人は他人、の精神で自分と比べても仕方がないと考えましょう。

比べることをやめれば、競争意識やマウンティングをしたい気持ちは次第に弱まり、「自分一人でやらなきゃ」という気持ちも和らぐはずです。

とりわけプライドの高い人は人に頼れない、負けたくない、という気持ちが強いので、なかなかまわりと協力するという考えに至らない。ただ、そのプライドはもともと備わっていたのか、それともまわりと協力する機会が少なかったから身についたものかわかりません。世の中にはいろいろな人がいることを知り、そういう人たちとともに行動することで、高いプライドも和らいでいくでしょう。

自分一人でやることを減らすと、負担が大きくなりすぎたり、限界を超えたりすることも減ってきます。本当に強い人というのは「競争に勝った人」ではなく、まわりと「協奏ができる人」かもしれません。

POINT

人と自分は違う、ということを意識して「そういう人もいるんだ」と考えられるようになりましょう。

CASE
09

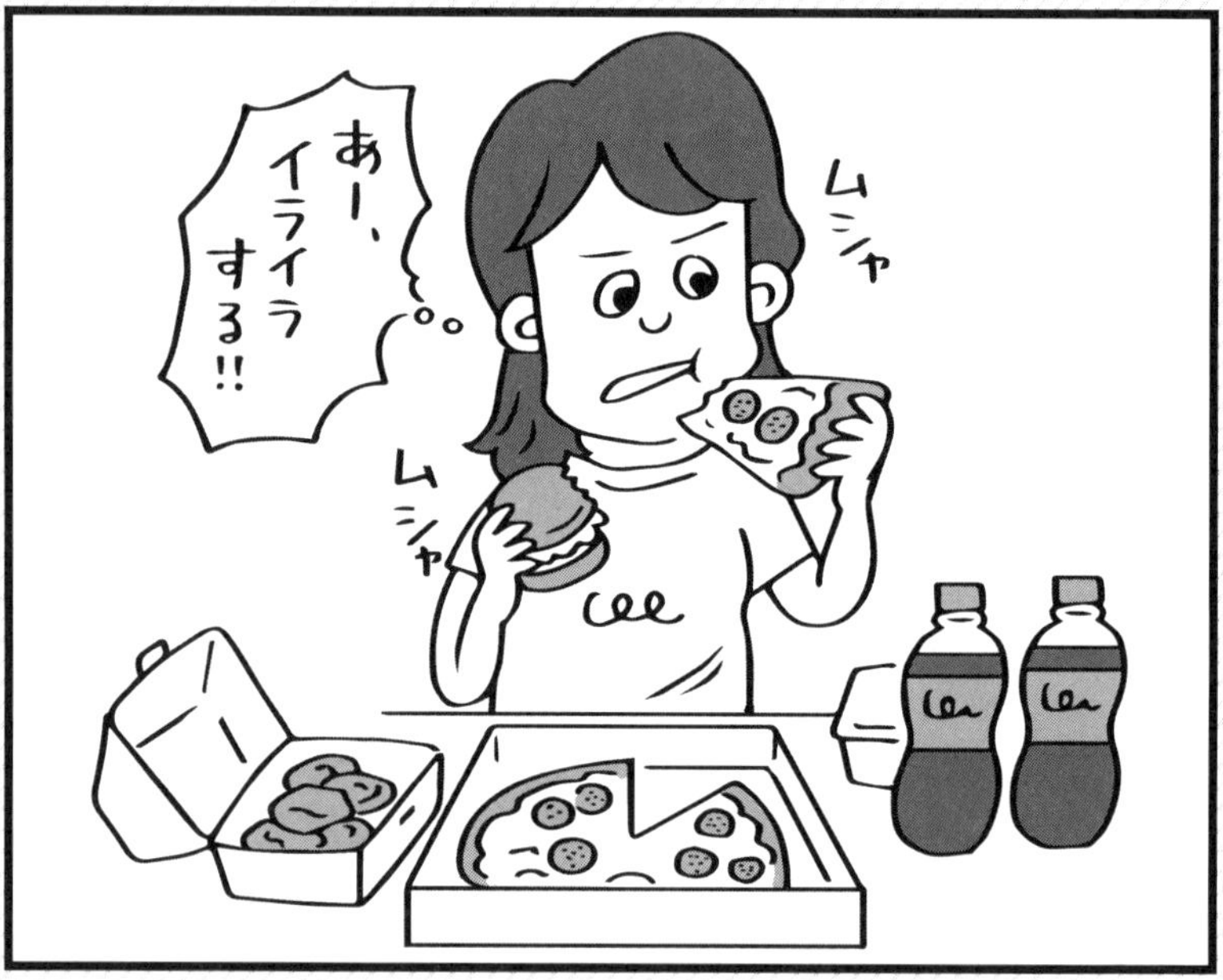
あー、イライラする!!
ムシャ
ムシャ

イライラが溜まって、やけになるときがある

イヤなことやムシャクシャすることがあったとき、つい衝動的な行動に出たくなってしまいますよね。ただ、そういったときに避けたいのが、衝動的に行動したあと結果的に後悔してしまうことです。

たとえば、ストレス解消のために連日お酒を飲みすぎたら体を壊すかもしれませんし、衝動買いをしたあとはお金が減ったことを実感してショックを受けるでしょう。

さらに悪口を言う、嫌いな相手に対して報復する、などの行為も一時的にストレス軽減にはなるかもしれませんが、人間関係を悪化させる可能性があるため避けたほうがいいですね。

このようなマイナスに作用するストレス解消法ではなく、運動して汗をかく、カラオケに行って大声で歌うなど、**のちに大きな後悔にならないような行動を選ぶようにしましょう。**

できれば、普段の生活のなかで**「イライラしたときにはしないほうがいいことリスト」をつくっておく**といいでしょう。

過去に、衝動的にやってしまって後悔した行動をあらかじめリストに挙げておきます。**はじめからやらないことを決めておけば、のちの後悔を防ぐことができます。**

とくに怒りやイライラの感情はピークを過ぎると自然と落ち着いてくるため、いかに行動を抑えるかが重要になります。

前もってやらないことを決めておき、それ以外で効果があったストレス解消法を上手に活用するようにしましょう。

POINT

イライラしてしまうことは
ある程度仕方ありません。
大事なのはそのあとの行動です。
マイナスに作用しないものを選びましょう！

CASE
10

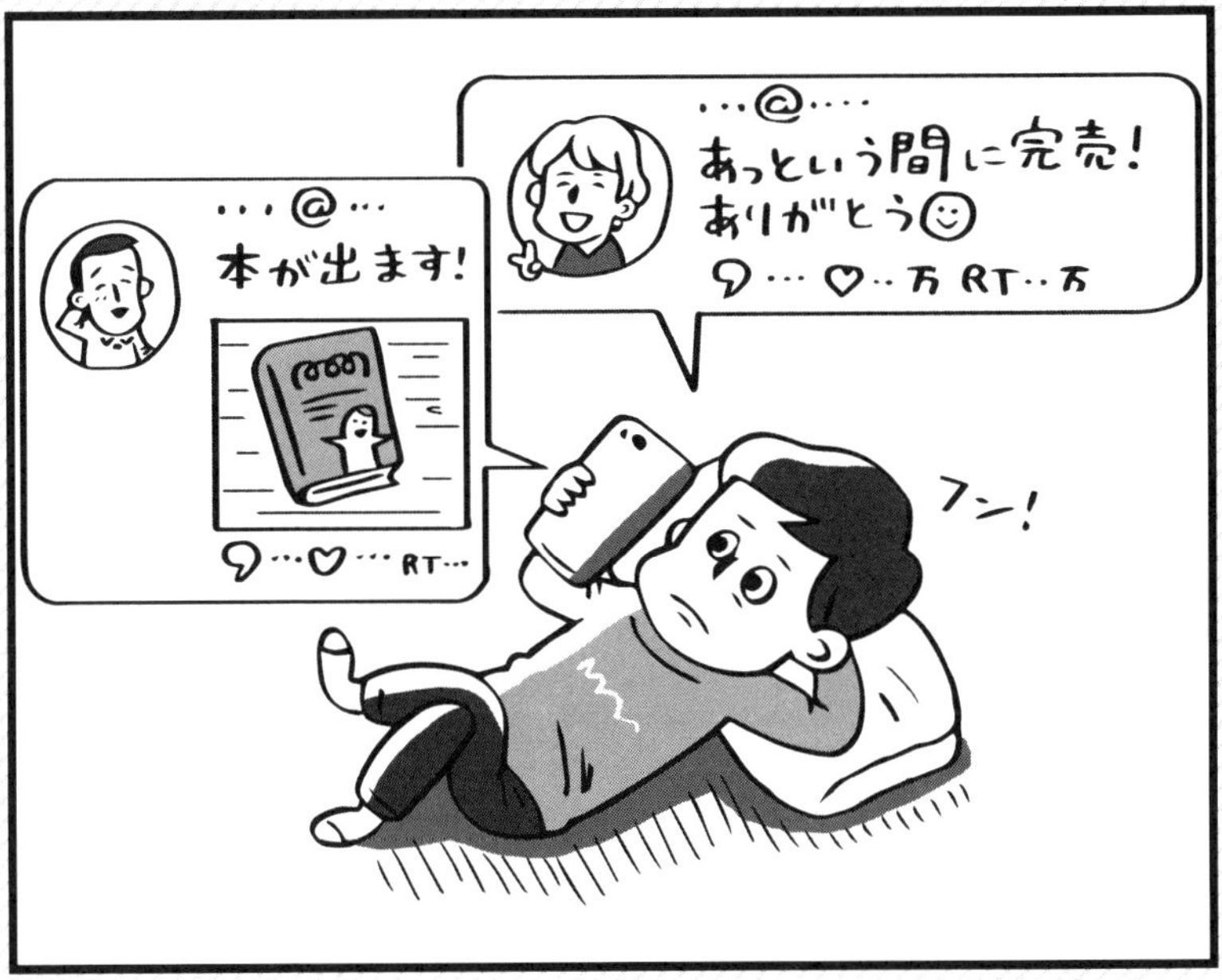
本が出ます!
あっという間に完売!
ありがとう
フン!

他人は他人、自分は自分と割り切れない

「人と比べてはいけない」「他人は他人、自分は自分だ」と頭ではわかっていても、ついつい比べてしまうのが人間の心理の難しいところであり、興味深いところでもあります。ほとんどの人は他者との関わりのなかで生活をしているため、**「誰ともいっさい比べない」という人は、無人島に一人で暮らしている人ぐらい**ではないでしょうか。

人と比べてはいけないとわかっていてもやってしまうのは、「○○さんを見習いなさい」と言うわりには「よそはよそ、うちはうち」という口グセの親が多いことからもわかるでしょう。

なかなかやめるのが難しい他人との比較。しかも、比較してしまうせいでマイナスに考えやすい人はどうしたらいいでしょうか。

そんな人へ私が伝えたいのは、**「都合よく比較しましょう」**ということです。

先ほど言ったように、人といっさい比較せずに生きるのは難しい。だったら自分に都合がいい、もしくはプラスになるときだけ比較すればいいのです。

たとえば自分と他人の給料を比べるときも、多い人と比較するのではなく自分より少ない人と比べる。仕事の成果なども、現時点では他の人よりできている、というように、自分に都合のいい情報だけをピックアップするのです。

自分よりも優れている人、憧れの人と比較をすると、相対的にマイナスに考えてしまう可能性があるため、そういう考えが浮かんだらすぐに切り替えましょう。大事なのは、**比較しないことよりも比較によって自己評価を下げない**、ということです。

この場合、注意点として、自分に都合のいい比較はあくまで心のなかに留《とど》めて、まわりに話すのはやめましょう。「自分のほうが上だ！」という主張が伝われば相手を傷つけたり、カドが立つ可能性があるので、自分のなかだけで完結させるように心がけてください。

POINT

誰かと比較することをやめられない場合は、
都合のいい面だけにする！
ただし、それはあくまで自分の心のなかに
留めておくこと。

CASE

11

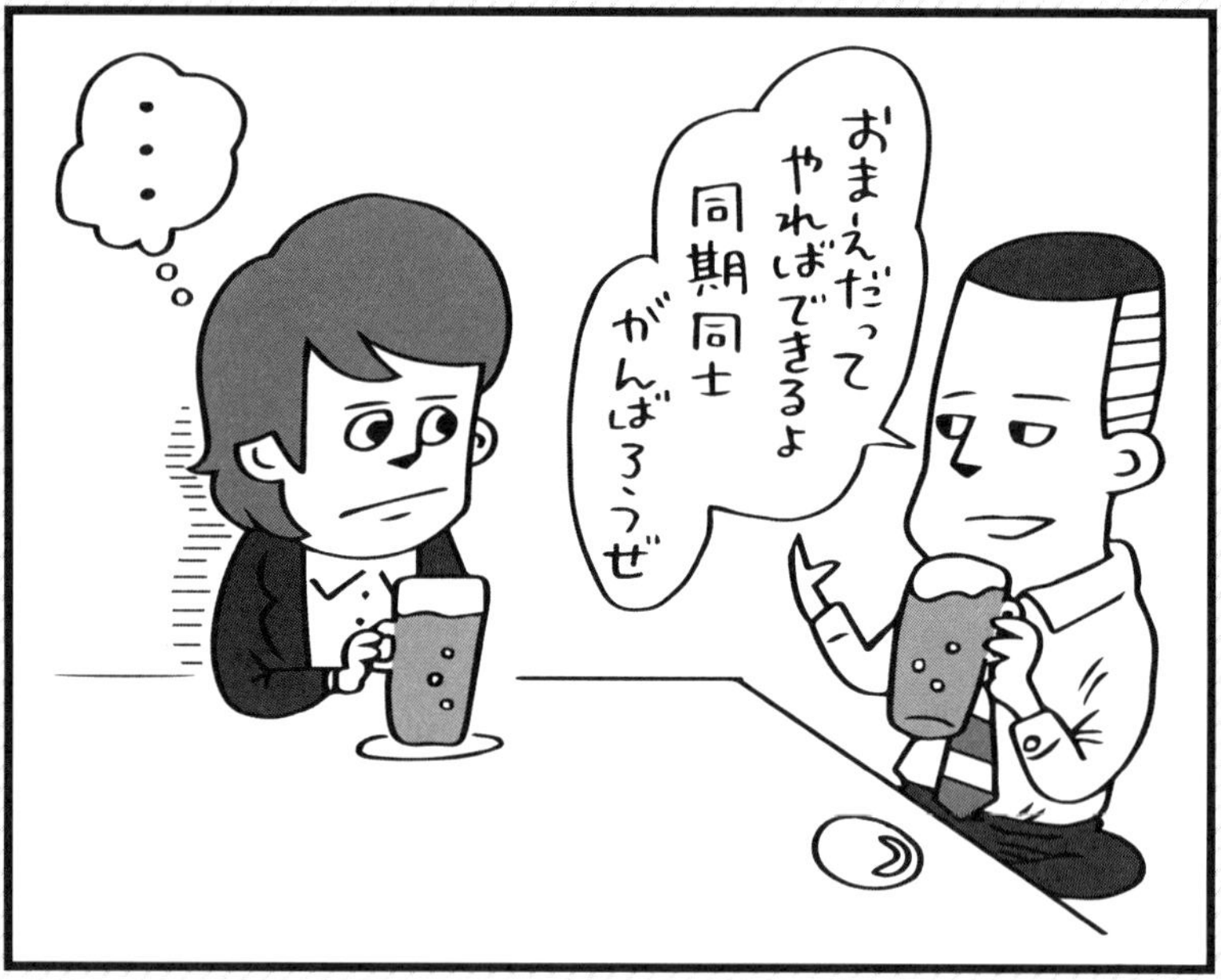

おまえだって
やればできるよ
同期同士
がんばろうぜ
・・・

自分より幸せそうな人のことをずっと考えてしまう

誰かと比較することにはメリットもデメリットもあります。

たとえば、あなたと切磋《せっさ》琢磨《たくま》しているライバルがいて、「彼もがんばっているから自分もがんばろう！」と思えるならそれはメリットといえます。

いっぽうで、自分よりも幸せそうな人を見て、「はぁ……自分はなんてダメなんだ」とマイナスにとらえてしまったら、それはデメリットになります。


でも、冷静に考えてみると、**メリットになるかデメリットになるかは、そのときの心の状態に大きく左右されます。**

先ほどの例でいえば、実際はライバルに対して「彼はがんばっているのに自分はなんてダメなんだ」と考えることもあれば、幸せそうな人を見て「自分もあのくらい幸せになれるようにがんばろう！」と思うこともあります。

だから結局、比較がいいのか悪いのかというのは、本人のとらえ方によって変わるものだということを頭に入れておきましょう。


そこで、比較したくはないけれど気になってしまう相手がいる場合は、自分が前向きなときにだけ相手と比べるようにしましょう。どんな状況であれモチベーションが高まっている場合は、比較したときにも「よし、がんばろう！」と思えるはずです。しかしネガティブに考えがちなときには、「自分なんて……」と思ってしまいます。

相手の存在が気になってしまうのは仕方がないことなので、自分が前向きに考えられるときにだけ比較するようにしましょう。

比較するとあまりいい気持ちにならなそうだな、と感じるときは、いっさい目に入らないようにしてやり過ごしたほうがいいでしょう。自分がポジティブにとらえられるときだけ情報を取り入れる、という方法も大事なライフハックといえます。

POINT

ネガティブに考えやすいときに
人と比べるのはＮＧ！
そういうときは何も考えずに
ゆっくり過ごすのがいちばん。

CASE

12

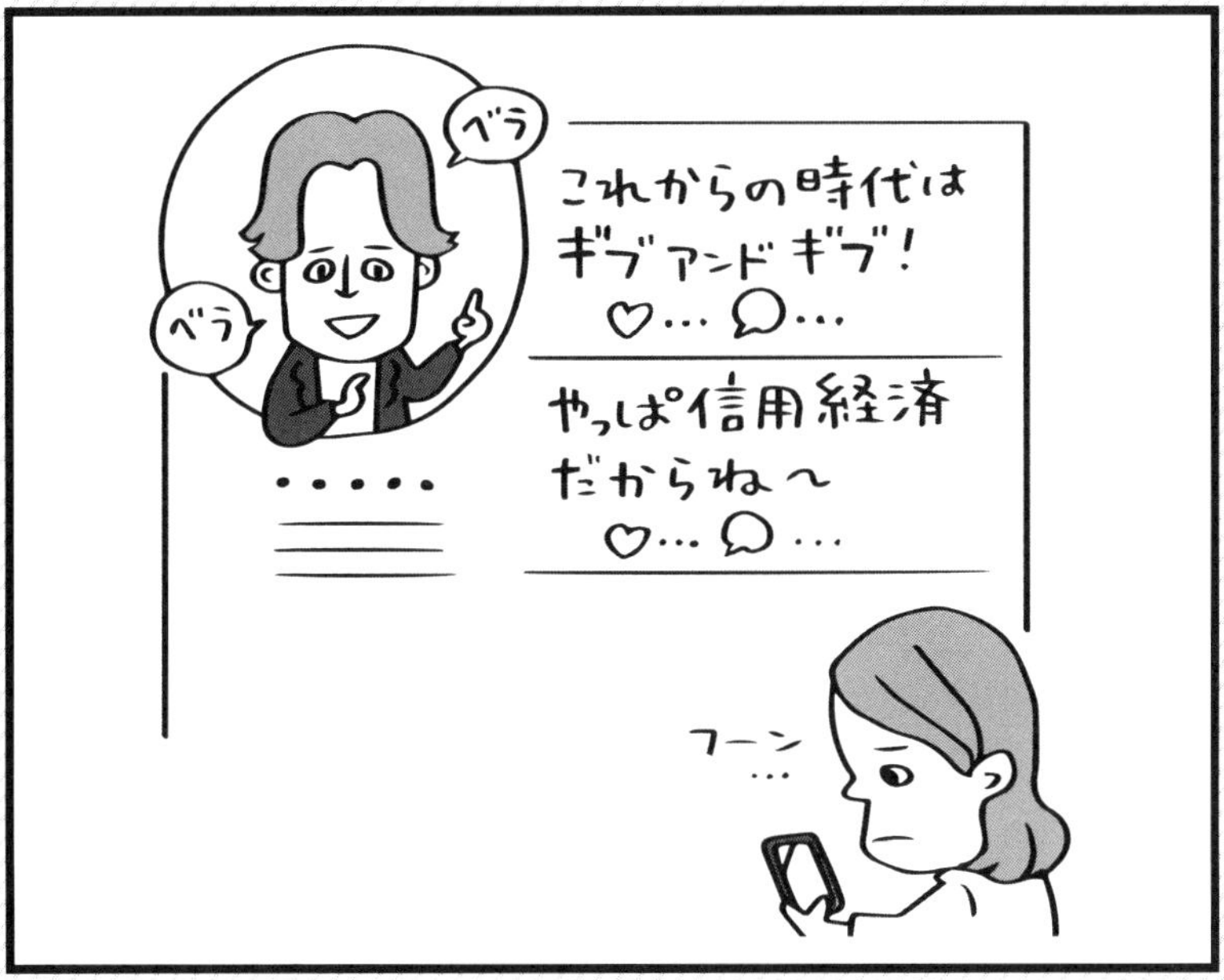
ベラ
ベラ
これからの時代は
ギブアンドギブ!
やっぱ信用経済
だからね〜
フーン…

人気のSNSが気になってしまう

一昔前と違って、インターネットやＳＮＳの発達によって本当に多くの人と交流できるようになりました。それを利用して多くのファンを獲得することに精を出す人たちも増えています。

ＳＮＳでは彼らについている「フォロワー」が数値として見えるため、どんな人が人気なのか、というのがわかりやすくなりました。しかし、なかには決して立派とは思えない人物に多くのフォロワーがついているのを見て、なんだか複雑な気持ちになることがあります。

そんな思いをしたことがある人にお伝えしたいのは、**フォロワーの数の多さ＝人気、では必ずしもない**ということです。

ＳＮＳでは、わかりやすい言い切り型の発言のほうが目立ちやすく、過激な発言であるほどより反応がつきやすいものです。不愉快なことやマイナスの発言を繰り返すことでフォロワーが増えることもあります。

しかしこれはその人自身が人気を得た、ということではなく、人々をあおるような発言が注目され、怖いもの見たさの人がフォローしたに過ぎません。むしろその場合のフォロワーは、**ファンというよりも「監視役」に近い**といえます。

実際、フォロワーが多くても炎上を繰り返している人のアカウントを見ると、コメントの多くが否定的な意見であふれている、ということもあります。

仮にフォロワーを多数獲得したとしても、否定的な意見ばかり受けとるのはイヤですよね。人気がある、というのは見かけ上のまやかしで、多くの場合、実態を伴っていません。

実際にフォロワーを増やすために過激な発言を繰り返しているとアンチの対象になりやすいですし、アンチ活動をする側も嫌いなはずの相手に時間や労力を使うことになるし、と誰も幸せになっていないということがわかると思います。

ソーシャルメディアの時代において、注目されることは確かに重要ですが、結局、**本当に持続的な人気のある人は信頼感があり、人間性に優れていて人柄のいい人たちです。**見かけの数値に惑わされないようにしましょう。

ＳＮＳで「過激派」に憧れてしまうと、どうしてもその人たちに感化されて、普段の言動や立ち居振る舞いも似てきてしまいます。
「ＳＮＳで注目されるならなんでもいい」と考えるなら無理に止めはしませんが、リアルな生活にもマイナスに作用してしまう可能性があるので、そこは十分注意しておきましょう。

POINT

悪いやつ、イヤなやつほど人気がある、
とはかぎらない！
たとえフォロワーが多くても、
嫌われる人になるメリットはないのです。

CASE 13

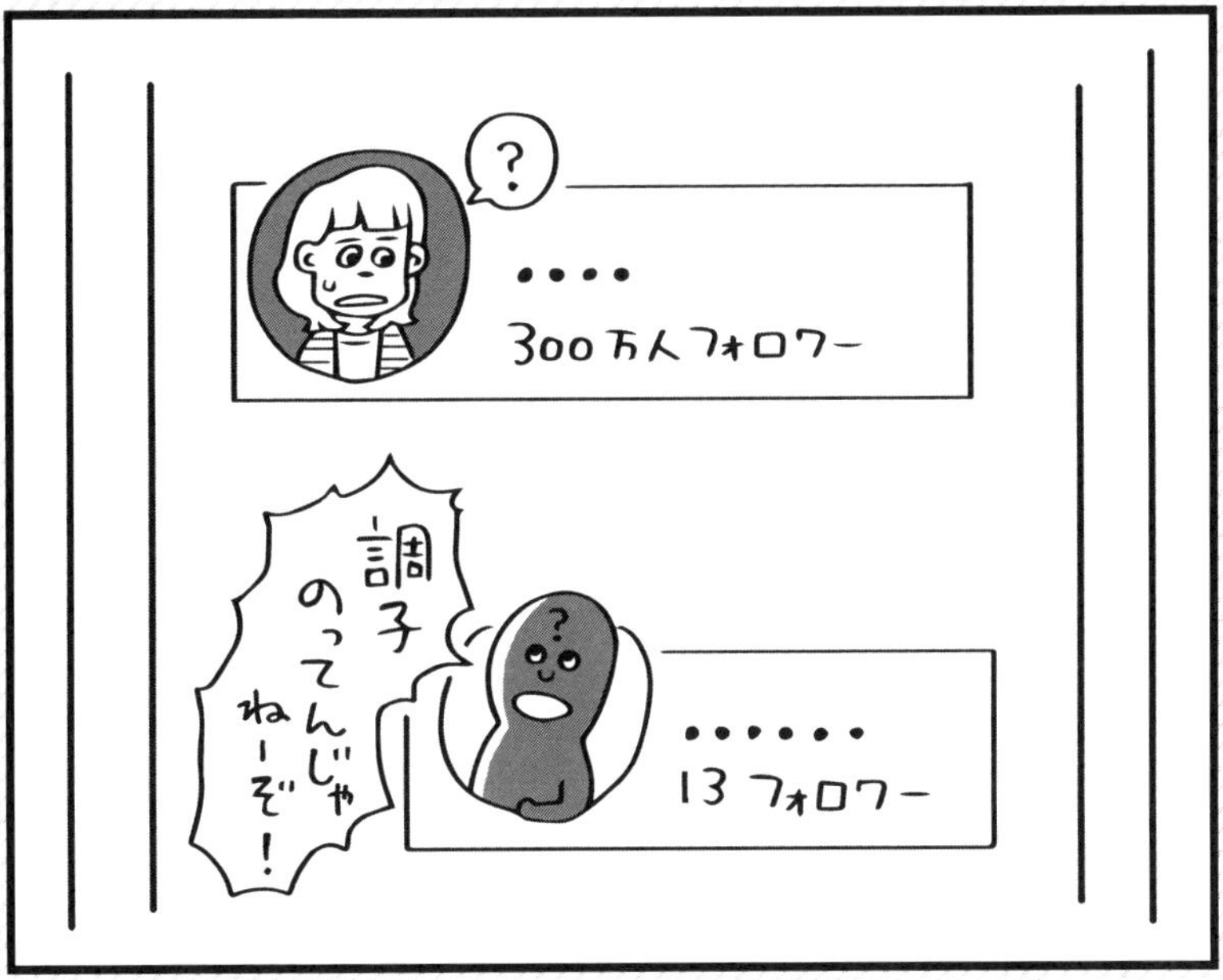
?
300万人フォロワー
調子のってんじゃねーぞ!
?
13フォロワー

フォロワー数の多い人に嫉妬してしまう

ＳＮＳが誕生してから、いい意味でも悪い意味でも私たちの生活はかなり影響を受けるようになりました。いろいろな人の意見を参考にしたり、有益な情報を手に入れたりできるという点でＳＮＳは便利ですが、逆に必要のない情報に振り回されたり嫉妬の対象が見つかったりすることも少なくありません。

ＳＮＳの重要な利用法として「アンチや見たくない相手は即ブロック！」ということはよくいわれていますが、実際の人間心理の仕組みで興味深いところが、**嫉妬や羨《うらや》ましいという感情がイコール「嫌い」ではない**、ということです。

相手の動向が気になる、参考になる、けれど悔しい、羨ましい。こういった相反した感情が同時に存在することはＳＮＳ上ではよくあります。このような感情が湧き出る背景には、「自分だってがんばっているのに認められていない」という心理が隠れていることが多いのです。

心理学の用語では「自己不全感」と呼びます。「自己不全感」が強いためにすでに認められている人を羨ましく感じ、結果的に嫉妬につながってしまうのです。

「自己不全感」を解決する方法は、**相手と比べるのをやめる、もしくは他者か**

らの承認を求めず、自分で自分を認めてあげることです。些細《ささい》なことでもいいので、できた自分を褒めてあげる。それを繰り返すことで他者に認められるためにがんばるのではなく、自分を成長させるためにがんばれるようになります。

もし比べるのをやめることも、自分を認めることも難しいと感じた場合は、嫉妬の感情に振り回されないために自ら相手の情報を遮断することも考えてください。でないと、将来的に自分自身がアンチになってしまう危険性がありますので、十分気をつけましょう。

POINT

嫉妬の背景には
自己不全感が隠れている可能性あり！
他人と比べるのをやめて、
自分が成長している実感を得ることで
嫉妬の感情は和らぎます。

CHAPTER 4

自虐で潰れそう

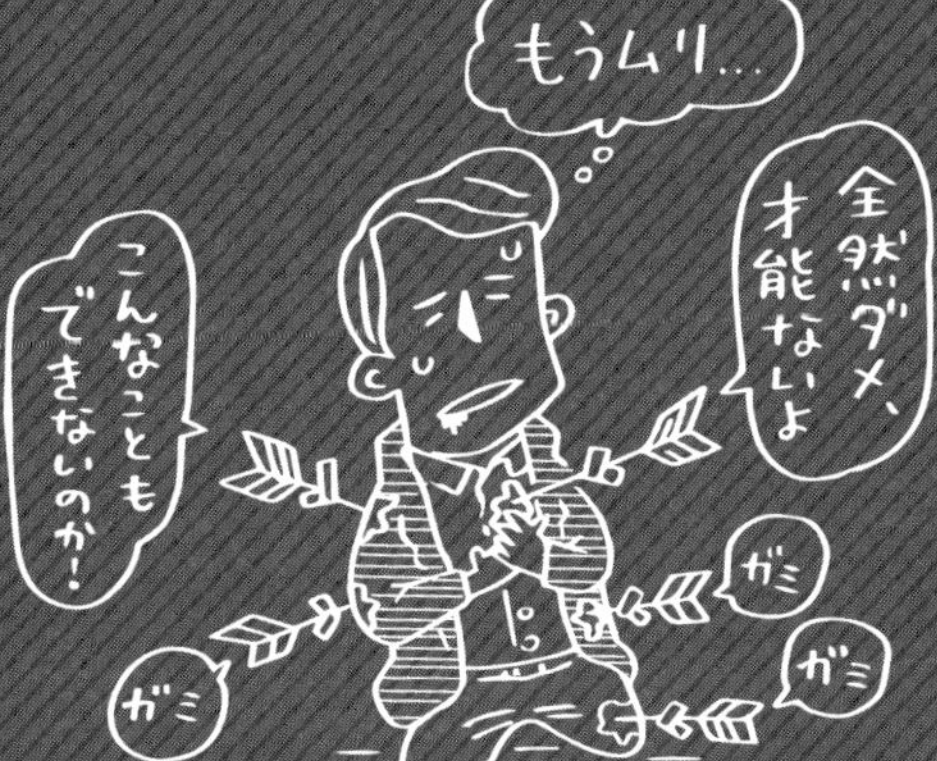
もうムリ…
全然ダメ、才能ないよ
こんなこともできないのか！
ガミ
ガミ
ガミ

CASE

01

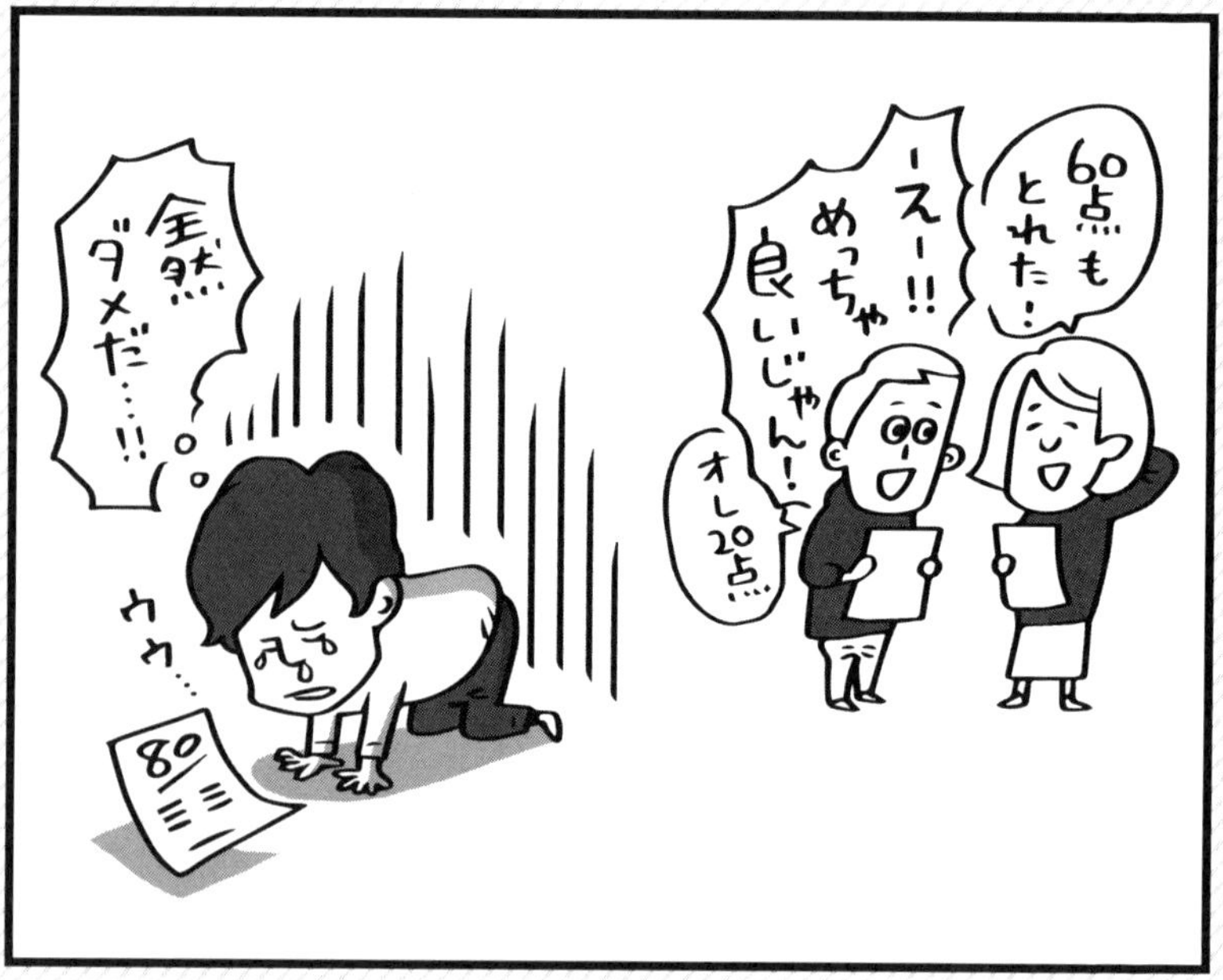

60点もとれた！
ーえー!!めっちゃ良いじゃん！
オレ20点…
全然ダメだ…!!
ウゥ…
80

いつも自分を マイナスにとらえてしまう

まず前提として、**人は「波」に影響されながら生きているものだ**、ということを知りましょう。どういう意味かというと、人間は調子の波、パフォーマンスの波、気分の波などいろいろな波によって、その日の状態が決まるということです。

実際に、毎日の自分の状態に点数をつけるとすると、０点から１００点のあいだを振り子のように行ったり来たりするイメージになると思います。

ずっと０点ということがないように、ずっと１００点、ということも当然ありえません。それをまずは頭に入れておいてください。

さて、次は理想の自分を思い浮かべてそれに点数をつけてみましょう。

おそらくは多くの人が１００点、もしくは１００点以上をつけたのではないでしょうか。もともと波があるのに、ずっと理想の自分を維持すること、さらにいえば１００点を超えた自分を目指すのは難しいと思いませんか？

だから重要なのは、常日ごろから、**自分の状態が現時点で何点くらいかを思い浮かべて、それを少し更新するためにはどうしたらいいかを考え、ほどほどにがんばることです。**

たとえば今日の自分は30点くらい、と低く見積もったときは、いろいろやるのは難しいから早めに寝ようとか、今日の自分は80点くらい、と高めに見積もったときは、まだ元気がありそうだからもうひと踏ん張りしてみよう、など状態に合わせて判断してみましょう。

「こんなにがんばっているのに……」と考えてしまうのも、理想が高すぎるがゆえになかなか達成できないもどかしさから出てくる感情といえます。

自分自身の状態と目標を客観的に判断できるようになってくると、生きづらさは少し解消されるかもしれません。

POINT

１００点の自分を目指すと今の自分が
いつもマイナスな気がしてしまいます。
それよりも今の自分＋５点を目指すには
どうしたらいいかを考えよう！

CASE
02

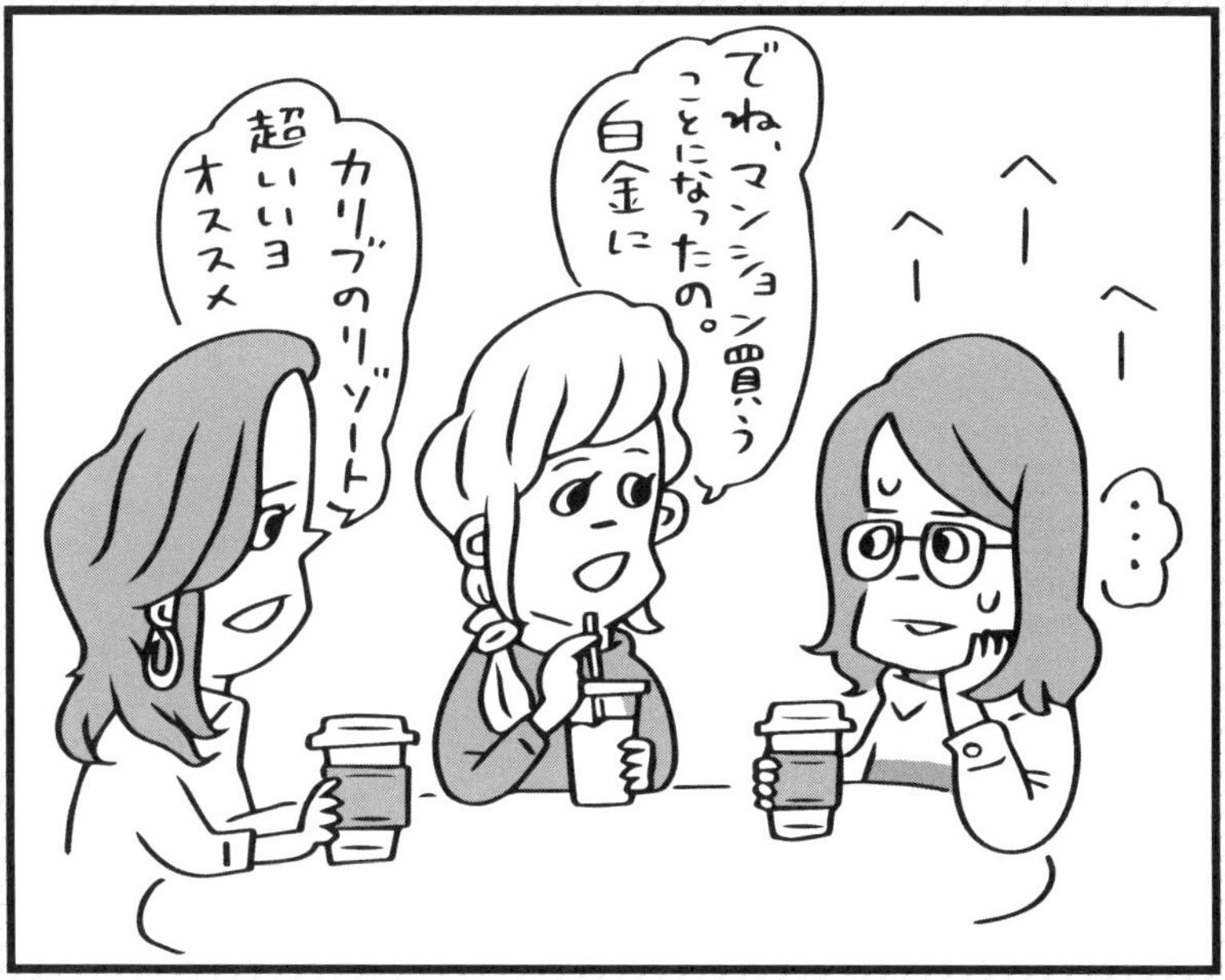
でね、マンション買うことになったの。白金に
カリブのリゾート超いいヨオススメ
へー
へー
へー
…

「あの人より優れていたい」がおさまらない

まわりの人と比べると、自分が何もできない無力な人間であるような感覚になったり、気持ちが落ち込んだりすることがありますよね。

でもそう思う前に、なぜその人たちと比較をするのか、ということを考えてみましょう。おそらく多くの場合、**同僚や友だちなど自分の身近な人と比べてしまっている**のではないかと思います。

たとえば、ウサイン・ボルトと足の速さを比べようとは思わないでしょうし、ビル・ゲイツと収入で競おうとは考えないでしょう。

「相手の立場は自分と近いと思っている」からこそ、つい比較してしまうのです。

近い相手だと思っていたのにその人が自分よりも成果を上げている、幸せに見える、それが比較して落ち込んでしまう理由です。

でも、よくよく考えてみると、自分と近いと考えて一方的に比べているだけで、相手は何も考えていないかもしれません。まるでマラソンランナーと並んで歩道で勝手に走っている一般人のようではありませんか。

世の中のあらゆる人にはオリジナルのコースが用意されていて、ゴールもそれぞれ別に設定されています。ですから、大事なのは人と比べることではなく、勝負は自分自身とするということです。

自分が定めたゴールにどうしたらたどりつけるかな、ということに集中すると、まわりと比べるクセを減らせて気持ちもラクになります。

POINT

人と比べる機会を減らしましょう！
大事なのは自分自身のゴールに向かって
進んでいくこと。

CASE
03

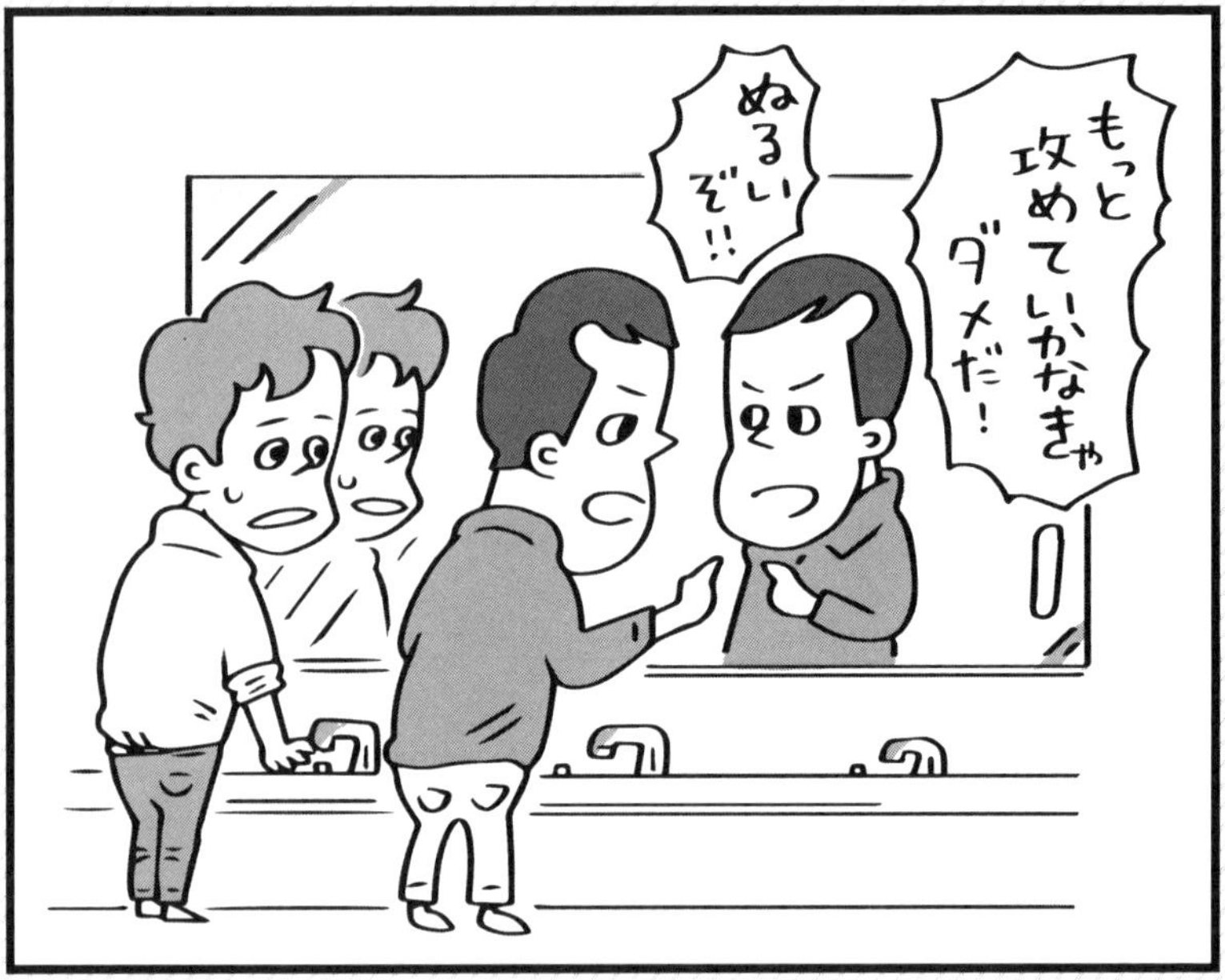
もっと攻めていかなきゃダメだ！
ぬるいぞ!!

他人よりも劣っていると
考えてしまう

よくないとわかっていても他人と比較してしまい、まわりが立派に見えて、自分が劣っているように感じてしまうことってありますよね。とくにＳＮＳでは、他人がみんな優れているように見えてしまう。これは情報化社会の弊害のひとつではないかと感じます。

ＳＮＳを見ていると、すごい特技を持つ人、顔の整った人、スタイルのいい人、などがどんどん目に留まります。そういった人たちを見ていると、羨《うらや》ましさを感じると同時に「劣等感」を抱いてしまうこともあるでしょう。

ただ、**その人たちは「目立つから目に留まる」のであり、同時に「人に見せられる姿しか見せていない」**ということを認識しましょう。ＳＮＳの性質上、目立つ投稿が印象に残りやすいのは確かです。そしてその目立つ要素が秀でた容姿や特技であることも多いので、必然的に優れた人ばかりいるように感じるわけです。

さらに、多くの人はＳＮＳ上で無意識的に「相手にどう見られたいか」ということを考えて演出をしています。だから人に見せられない、見せたくない姿をＳＮＳに上げることは少ないといえるでしょう。

これら２つの理由によって、他人が秀でているように見えるというわけです。

ＳＮＳを離れた現実世界でも同じです。ネガティブな面を含め、自分のすべてをまわりにさらけ出して生活している人はごく少数でしょう。だから**外から見て判断できるその人の姿は、あくまでその人のなかの何％かにすぎないはずです。**

いっぽうであなた自身は自分のイヤなところやダメなところを含め、１００％の自分を知っています。そう考えると他人と比べる意味なんてないな、って思いませんか？

まわりには見せていないだけで、誰でもダメなところをもっているのです。

POINT

１００％を知っている自分と、
表面的に良い部分しか知らない
他人を比べるのは分が悪い！
人は誰でも他人には見せない
ダメなところがあると知りましょう。

CASE
04

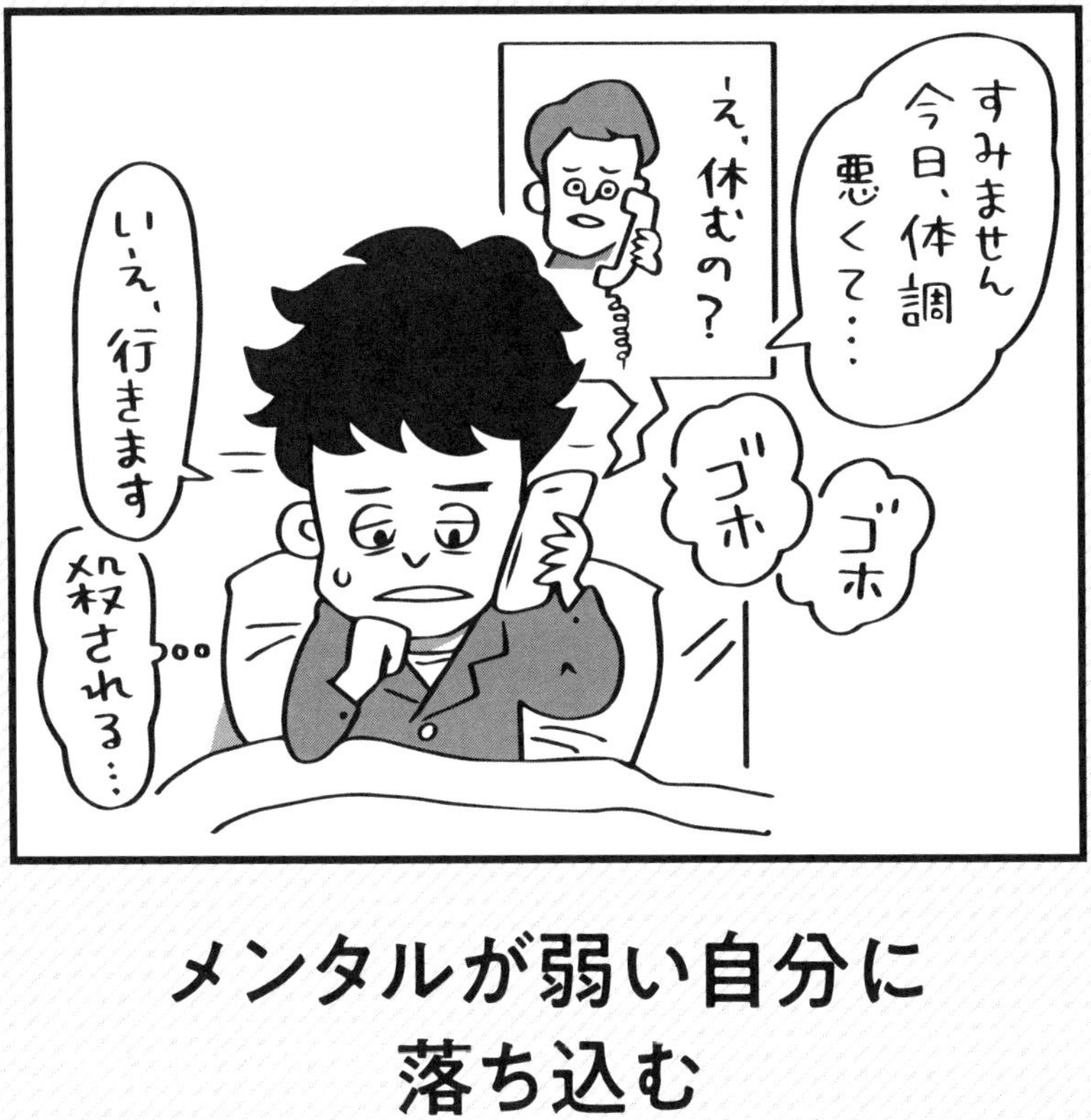
すみません
今日、体調
悪くて…
ゴホ
ゴホ
え、休むの？
いえ、行きます
殺される…

メンタルが弱い自分に落ち込む

最近は巷《ちまた》でもよく、「メンタルが強い」「メンタルが弱い」という言葉が使われていますよね。しかし、実際にメンタルが強い、という言葉の意味を正しく理解している人は少ないように感じます。なんとなく世間一般では、「メンタルが強い＝攻撃に対する防御力が高い」というイメージがあると思いますが、本当は**「メンタルが強い=回避力が高い」**と考えたほうが正しいでしょう。

確かに、なかには何を言われてもいっさい気にしない、強靭《きょうじん》なメンタルをもっている人もいます。しかし、ほとんどの人はまわりから何かしら言われれば落ち込むし、気にするものです。

ただ、メンタルの強い人は回避力が強いため、凹んだときにもすぐに逃げ道を見つけだします。たとえば**別のことに素早く目を向けたり、言われたことのとらえ方を変えたりします。**

別のことに目を向ける、というのは、イヤなことを考える時間を減らすために他のことに集中して頭のスペースを埋めること。また、とらえ方を変える、というのは、たとえば欠点を指摘されたときは落ち込みもそこそこに「この欠点を直せばもっと成長できる」と発想を転換することなどです。

そもそもメンタルが強い人は、自分がイヤな気持ちになるようなことはできるかぎり避けようとします。たとえば苦手な人とは会わない、ＳＮＳは早めにミュート＆ブロックする、などです。

したがってメンタルを鍛えたい、と思ったら**「何を言われても気にしないようにしよう！」という考え方ではなく、柔軟な考え方を身につける**ことです。

柔軟に考えられるようになると、新たな逃げ道を見つけやすくなります。逃げ道をたくさん用意しておけば、気持ちの負担を少しでも減らすことができますよ。

POINT

落ち込みやすい性格を変えるのは結構大変。それよりも落ち込みから早めに回復する力を身につけましょう。

CASE

05

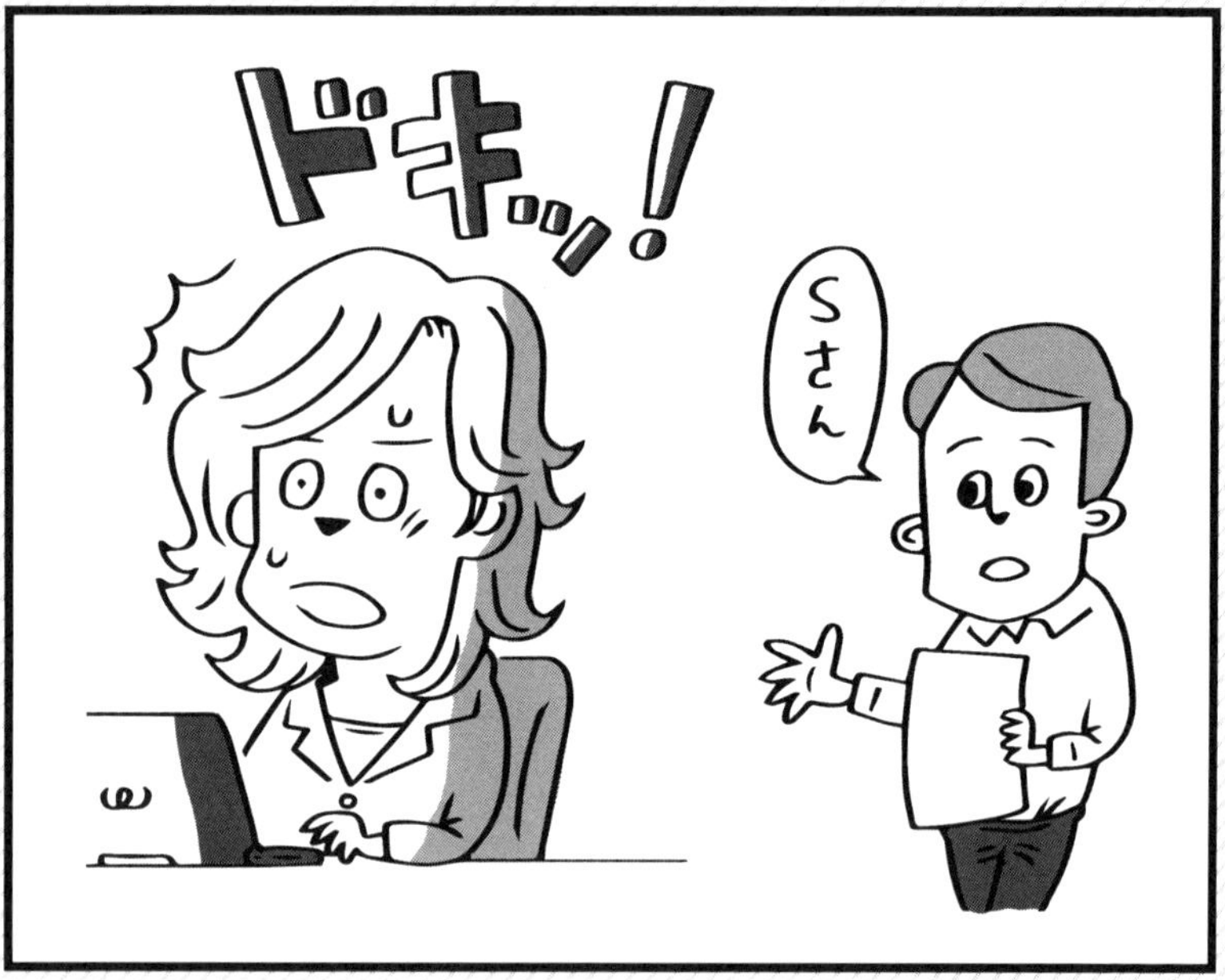

みんな私に
いらだっている気がする

職場の人がみんな自分に対してイライラしているように感じる……考えるだけでも息の詰まりそうな状況ですね。ただし、その感覚はあなたがまわりの反応に敏感すぎて、いつも緊張しているための思い過ごしかもしれません。自分の考え過ぎではないか、冷静に振り返ってみましょう。

しかし、もしかしたら実際に職場環境自体があまり健全ではなく、そのために働いている人たちがどことなくピリピリしている可能性もあります。

イライラしている人は、冷静にまわりを見られなくなっていることが多いため、あなたに原因がなくてもついトゲトゲしい態度を見せてしまうことがあります。プライベートでイヤなことがあると職場でも態度に出る人、っていますよね。

ですから自分自身が嫌われるようなことをしていない、と確信できるならその感覚を信じましょう。あなたに何かしら原因があるわけではなく、その人自身、もしくは職場の環境に問題があると考えればいいのです。

そういう人がまわりにいる場合は、「あ、今日はちょっと虫の居所が悪いのかな」と考えて、少し距離をとるようにしましょう。

それに加えて注意すべきなのが、**自分自身はどんな態度になっているか**、ということです。「他人は自分を映す鏡」という言葉があるとおり、あなた自身も苛《いら》立《だ》ってしまってはいませんか？

健全でない職場環境で一緒に過ごしている、ということは、もしかしたらあなた自身も悪い空気に飲み込まれているかもしれません。

あなたが少しの笑顔や挨拶、気づかいを意識することで、逆にそれがまわりに伝染して雰囲気の改善に役立つ可能性もあります。

相手に反応して自分もイヤな態度をとってしまう。それが繰り返されるといつまでも負のスパイラルになってしまうので、なんとか食い止めるようにしましょう。

POINT

マイナスな空気は伝染します。
原因はあなたにあるのではなく、
環境のせいかもしれません。

CASE

06

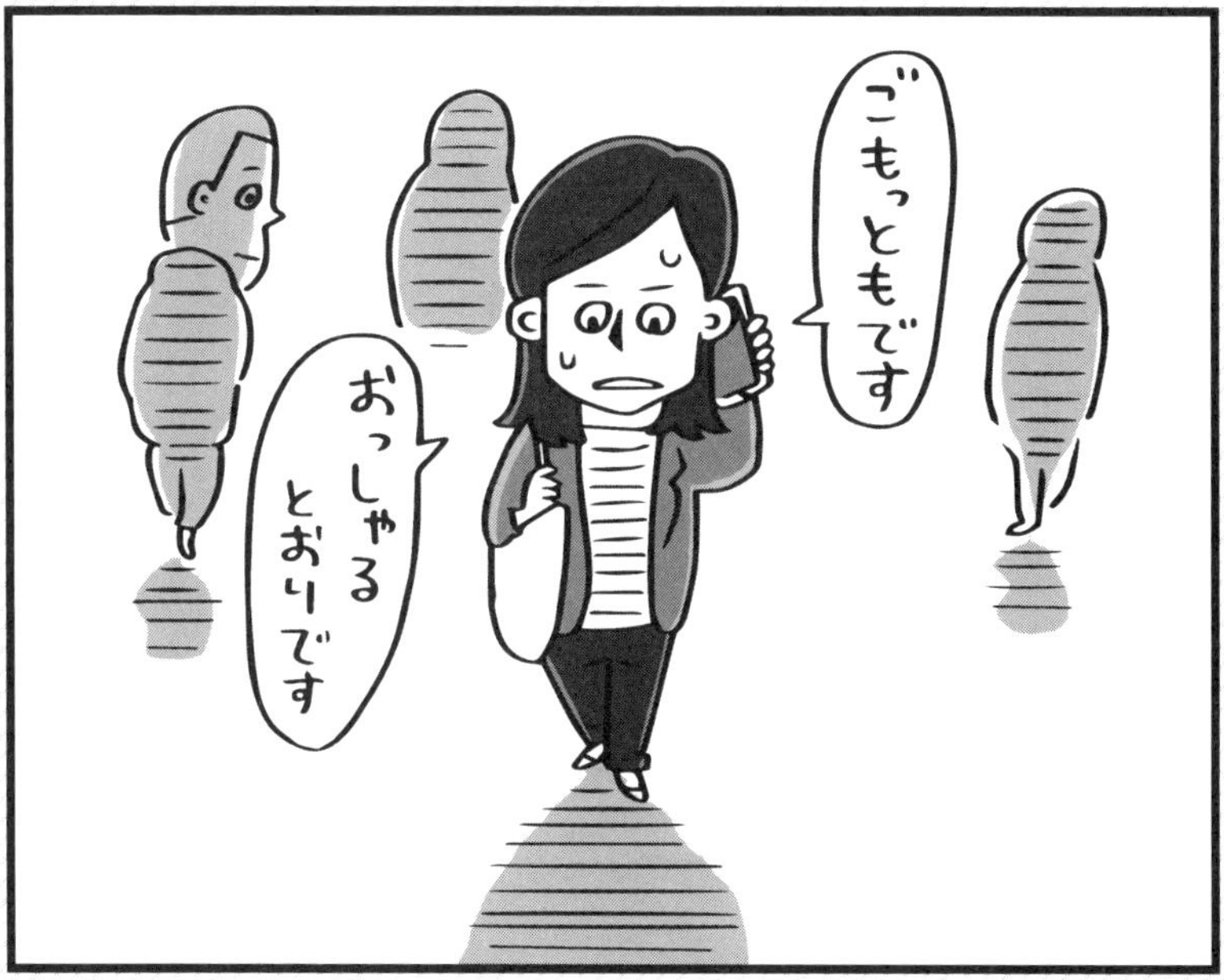
ごもっともです
おっしゃるとおりです

お客さんからのキツい言葉が忘れられない

日本では、「お客様は神様です」というフレーズや、「顧客第一」というモットーがよく使われるように、客の立場が非常に高い国といえます。だからなのか、客という立場にあぐらをかいて理不尽なクレームやキツい言葉を投げかけてくる人が一定数います。

「お客さん相手だからガマンしないといけない……」とわかっていても、すごくイヤな気持ちになりますよね。そういったシチュエーションでの考え方のコツをお伝えしましょう。

大事なのは、**「相手がキツい言葉を言った」という事実を、自分の問題としてではなく、相手の問題として考える**ことです。

「私が何かしてしまったのかな」

「不愉快にさせてしまった」

と考えるのではなく、

「この人はちょっとしたことで怒りやすい、短気な人なのかもしれない」

「これだけ声を荒らげているということは、普段からまわりに厳しいのだろうな」

などと想像するのです。
よっぽど自分に非がないかぎり、相手の問題ととらえ直すことによって、新たな視点で考えられるようになります。

よりシンプルに考えるなら、とにかくイヤなお客さんに遭遇した場合は、「出たな！　このクレーマー！」と思いましょう。問題がある相手にたまたま当たってしまったととらえることができれば、落ち込みも最小限に抑えられるはずです。

POINT

キツい言葉は、言われる側より
言う側に問題あり！
自分の責任だと考えるのはやめ、
ハズレくじを引いてしまったと考えて
早めに切り替えよう。

CASE 07

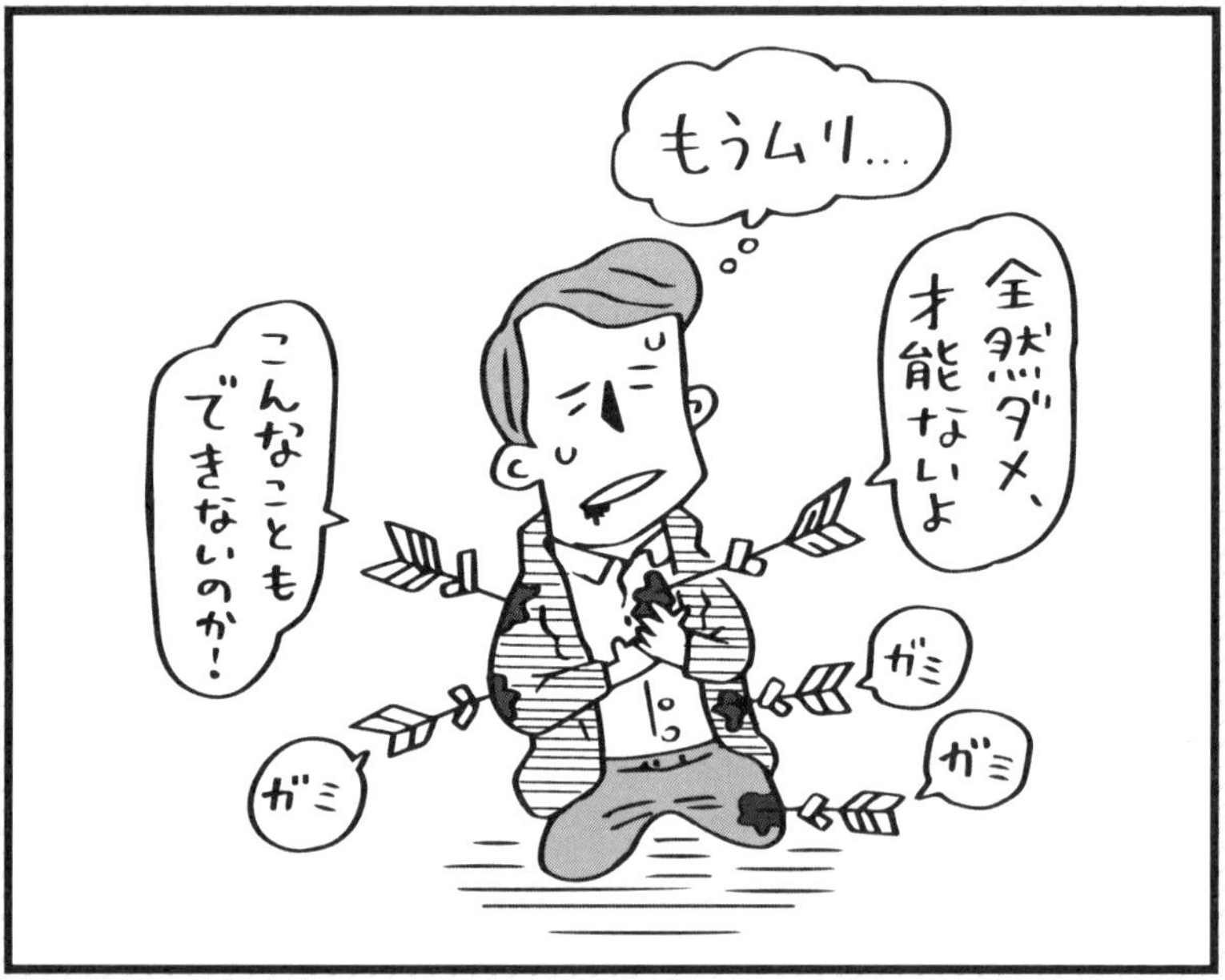
もうムリ…
全然ダメ、才能ないよ
こんなこともできないのか!
ガミ
ガミ
ガミ

上司の傷つく言葉で、自分を追い詰めてしまう

仕事をするうえで上司の存在はある意味、絶対です。パワハラまがいの教育を行なう上司がいる職場で働かざるをえない人には同情します。

けれど、上司に何か傷つく言葉を言われたときに、「私が悪いのかな」と自分を追い詰める必要はまったくありません。


とくに、相手を否定する言葉を吐く上司には十分注意しましょう。そういうタイプの人は、「だからお前はダメなんだ」「こんなこともできないのか」などの言葉をぶつけることで、相手の自己肯定感を奪っていきます。

その結果、言われた側の自己評価は下がり、「自分はダメなやつだ」と思い込んで、そもそも今の状態が上司の言葉によって引き起こされた、という事実すら認識できなくなってしまいます。


あなたが傷つくような言葉を平気でぶつける人がいるとき、それは、相手の行為が非難されるべきです。

いじめはいじめたほうが悪いし、セクハラやパワハラはやったほうが悪いのと同じで、**人を傷つける言葉を吐く上司がいるなら、間違いなくその上司が悪いのです。**

もし傷つけられることが続くようであれば、社内のしかるべき部署に相談して対処してもらいましょう。その行為がパワハラなどに該当する場合は、会社側にも適切な措置を講じる必要があるはずです。

そういう上司は基本的にデリカシーがないので、本人に直接伝えても簡単には変わってくれません。

だからどうしようもないときは、第三者に相談してサポートしてもらうほうが話が早く、確実なことが多いです。

けれど、パワハラをガマンしてしまう人は、「告げ口をすると後が怖い」と考えてしまいやすいため、なかなか第三者に相談できないこともあります。学校のいじめなどと同じ構造ですね。

そういうときには会社とは無関係な立場にある相談相手に話をしましょう。会社と利害関係のない相手であれば冷静な判断が下せますし、その後押しが自分に勇気をくれるかもしれません。
イヤなことは一人で抱えない。これは基本でありながらとても大事なことです。

POINT

相手を傷つける言葉は
言った側が加害者であり、
言われた側が自分を責める必要はありません。
エスカレートする前に
早めに第三者に相談しましょう。

CASE

08

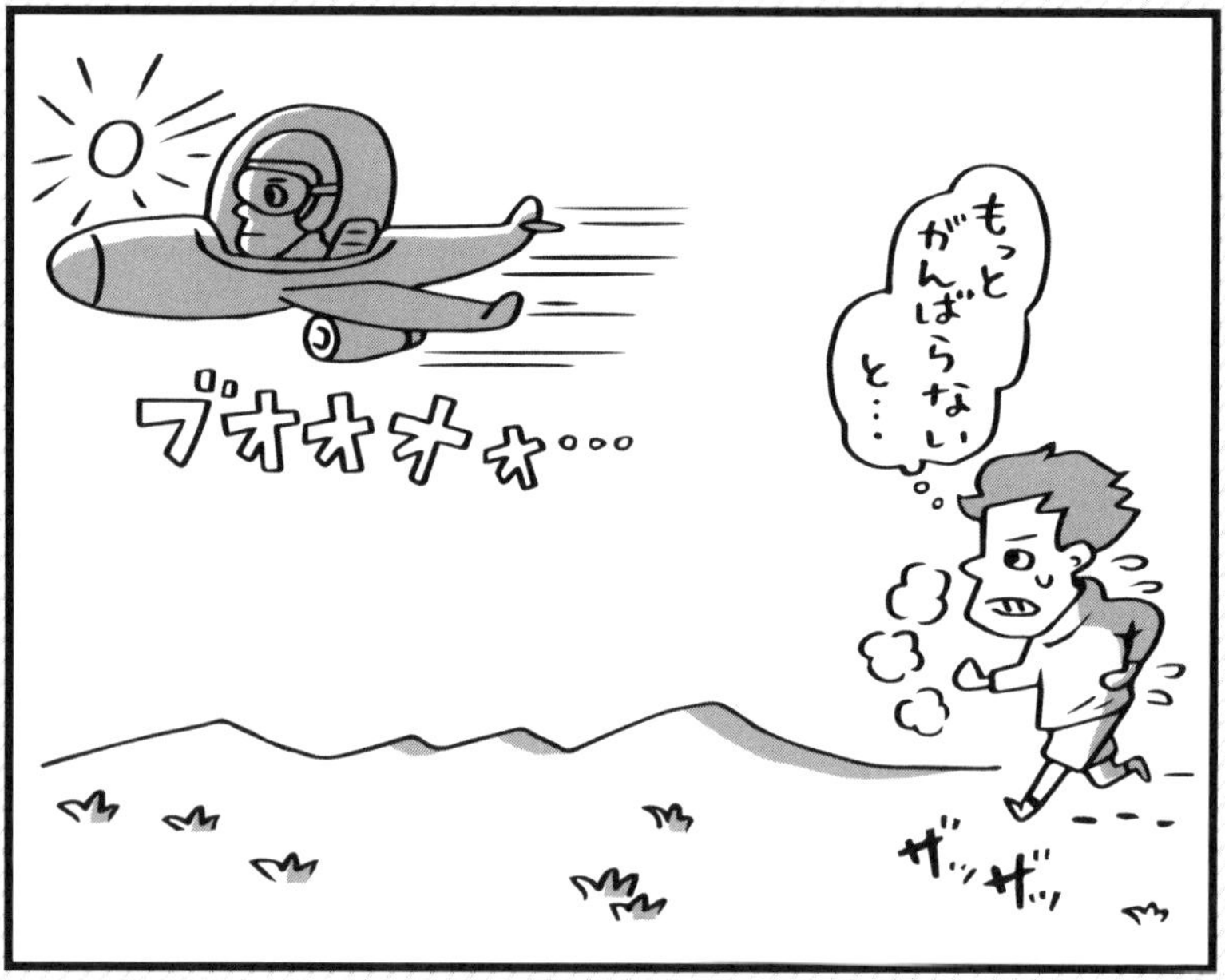
もっとがんばらないと…
ブオオオォ…
ザッザッ

理想に対して、現実がぜんぜん追いつかない

誰もが「理想とする自分」をもっていると思います。しかしそれを実際に実現できている人や現状に十分満足している人は必ずしも多くはない、と理解することが、この悩みの解消に役立つでしょう。

そう、少し厳しいことを言ってしまうと、ほとんどの人は理想を叶えられていないのです。一見、華やかで成功しているように見える人も、その人にはその人の理想があり、達成できていないことに悩みを抱えている、ということはいくらでもあります。だから、まずは**ほとんどの人が現時点で理想を追い求めている途中である、**ということを理解して自分の気持ちを和らげてあげましょう。

ただ、理想が高い人ほど、いつまでもそこに到達できずにずっとモヤモヤしているのはつらいと思います。そういう場合は理想を一度横に置いておいて、「目標」をもつようにしましょう。

理想という言葉を辞書で調べると、「考えうる最も完全なもの」と出ています。それを知ると、「あ、理想を実現するのはなんか難しそうだな」って感じませんか？だからこそ、理想を追うよりも具体的な目標を立てて、それを達成することが精神の安定に役立ちます。

理想は完全なものですが、目標はいつでも自分の意思で変えられますし、レベルもさまざまです。**自分に無理なく実行できるよりもちょっと難しいくらいのラインを目標にすると、「ここでもう少しがんばろう」という気持ちが芽生《めば》えて目標達成への力が湧きます。**

目標を達成できたら自分を一度褒めて、次の目標を探す。それを繰り返すことが自分自身を認めることにつながります。理想はもたなくてもいいので、小さな目標をいくつかもつ生き方を意識してみましょう。

POINT

そもそも理想の自分を達成するのは難しい！
小さな目標をコツコツ積み上げるほうが、
結果的に正しく自分を成長させられます。

CASE

09

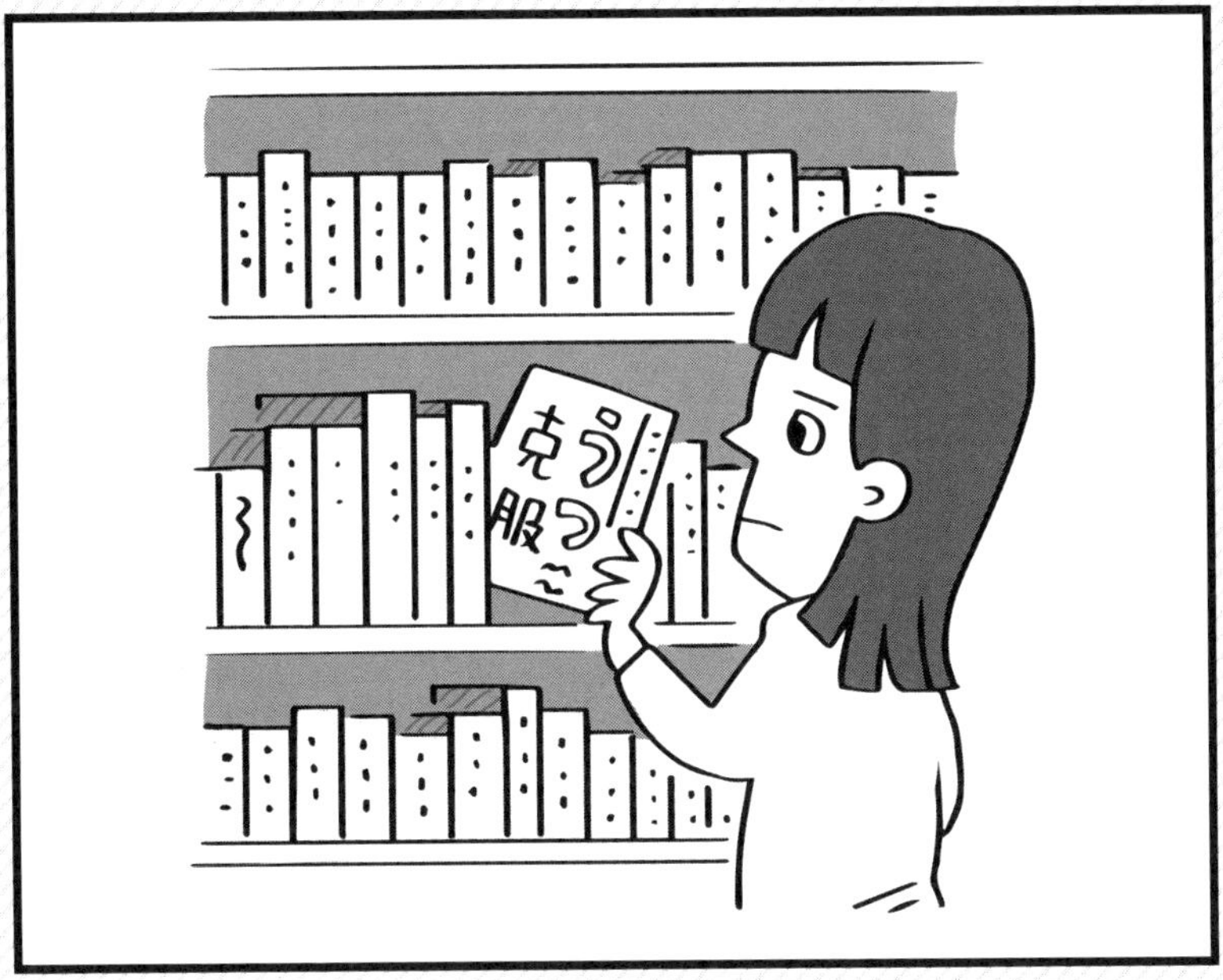

メンタルクリニックに行ったほうがいいのか悩む

近年は心を病んでメンタルクリニックに通う人が増えています。厚生労働省が発表したデータによると、平成29（２０１７）年の時点で、精神疾患により医療機関にかかっている患者数はなんと４００万人を超えています。

もちろん、精神疾患にかかっていて病院に通っていない人もいるので、実際の人数はもっと多いと考えられます。なぜこれほど精神科にかかる人が増えているのでしょうか。

精神疾患の要因には遺伝的なものと環境的なものがあるといわれています。**遺伝的要因はもともとその人がもっている特性、環境要因は後天的にまわりから受ける影響**のことを指します。

これは風邪などと同じで、たとえばもともと免疫力が低い人は風邪にかかりやすいですが、免疫力が弱くても清潔な環境で過ごしていれば風邪をひきづらいことを考えてみるとわかりやすいでしょう。

精神科を受診する人は年々増えていますが、遺伝の影響が数年単位で大きく変化することは考えづらいため、多くの場合、環境の影響が大きいと推測できます。だから精神疾患になりやすい＝その人の心が弱い、ということではなく、もともとの性質にかかわらず環境の影響で精神疾患にかかってしまう、というケースが増えているのです。

もし自分が心を病んでしまったとき、どの段階で精神科にかかればいいのでしょうか。

大事な基準は2つあり、1つ目は**日常生活にマイナスの影響が出ているとき**で、2つ目は**まわりの人に受診を勧められたとき**です。

イヤなことやつらいことがあったときに、落ち込んだり眠れなくなったりすることは誰にでもあると思います。ただ、それが一時的なものであればいいのですが、長期間続いて日常生活に支障をきたす場合は精神科の受診を考えましょう。

気分が落ち込んで食欲もなく、眠れず、さらに仕事に行く気力もない……そのような状態が少なくとも2週間以上続く場合は要注意です。

また、自覚はないけれどまわりから勧められたときも、精神科の受診を考えたほうがいいでしょう。精神の不調は自分で気づかないことも多いので、普段からあなたのことをよく知るまわりの人から指摘された場合は、気づかぬうちに危険な状態になっている可能性が考えられます。

精神科の受診を勧められたとき、否定したい気持ちもあると思いますが、心配して言ってくれていることも考えられるので、そのときは一度冷静に自分の状態を振り返ってみましょう。

POINT

心を病むのは
その人が弱いからではありません！
むしろ現代社会を取り巻く変化のなかで、
多くの人にとって生きづらい世の中に
なっていると考えたほうがいいでしょう。

CHAPTER 5

できないことだらけ

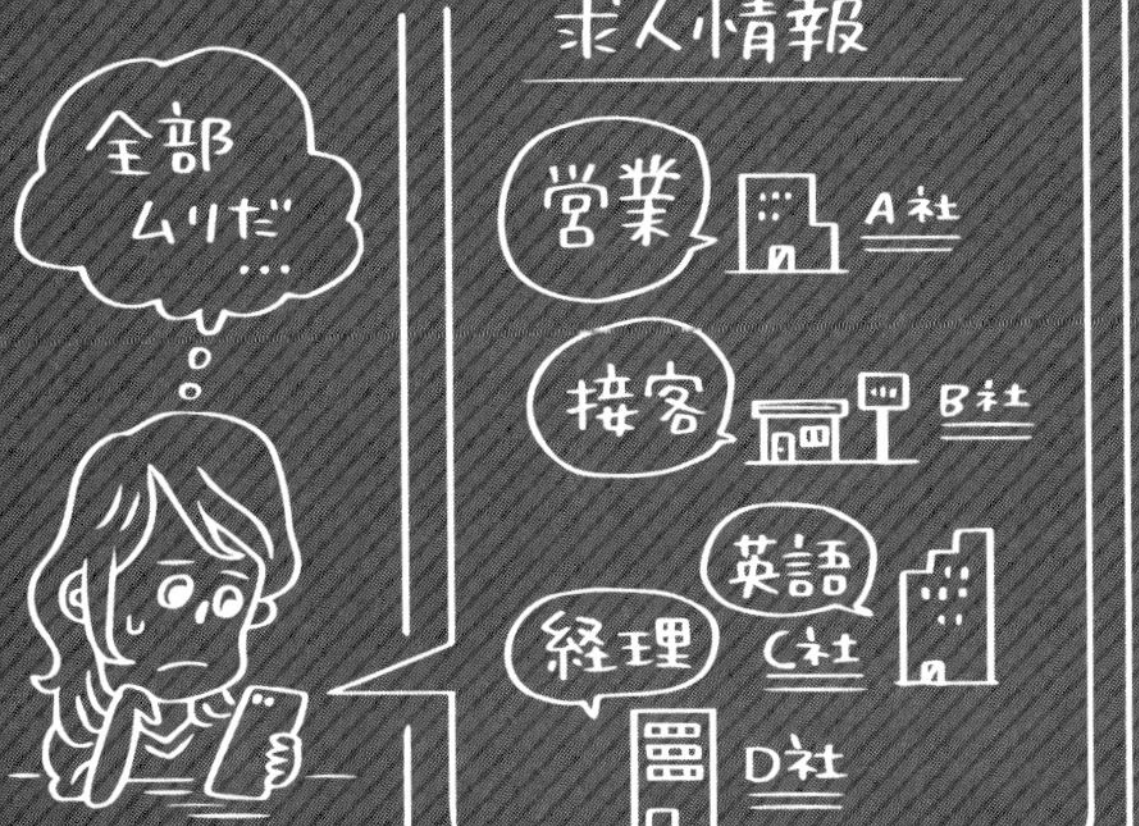

CASE 01

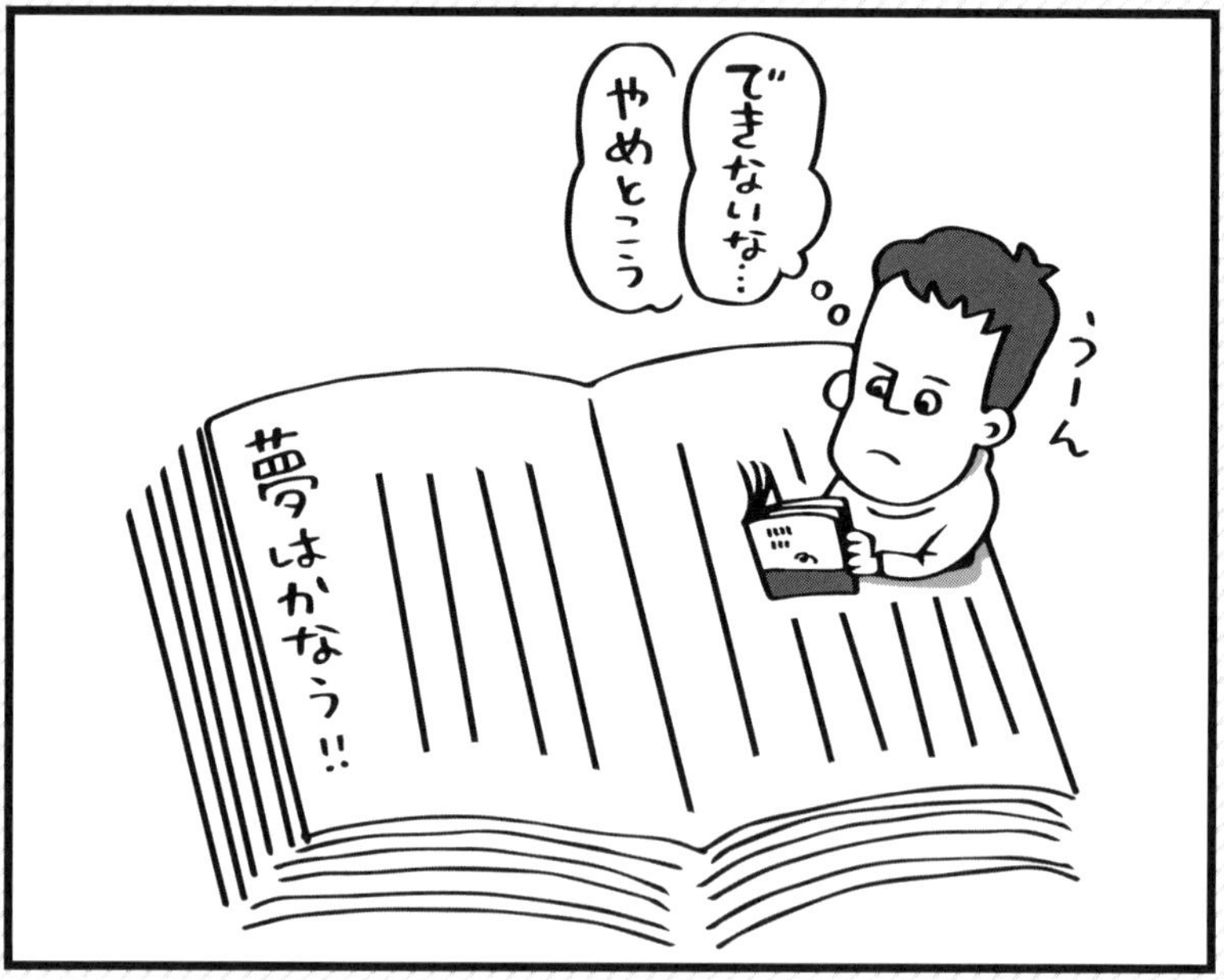
できないな…
やめとこう
うーん
夢はかなう!!

失敗したらどうしようと考えてしまう

「失敗は成功の母」「失敗を恐れるな」などとよくいわれます。それはわかっているけれどなかなか実行に移せない。結果的に新しいことに挑戦できない、という人は多いと思います。

でも、それが普通です。**「失敗を恐れるな！」という人は、そもそも大半がすでに成功している人ですから、あまり真に受けないようにしましょう。**

普通の人は失敗が怖くて当たり前です。しかし、そのせいで新しいことに挑戦できないのはもったいないですから、そのために大切なことをお伝えします。

まず前提として、あなたは**「成功しない＝失敗」と考えていませんか？**

ダイエットに挑戦したけど思いどおりの体重にならなかった、今年決めた仕事の目標を達成できなかった、禁酒に挫折した……こういったことのすべてを、失敗ととらえていませんか？

確かに目標には到達できなかったかもしれませんが、それまでの過程は必ず次につながります。なんで達成できなかったのだろう？　と理由を分析すると、次に同じチャレンジをする際に必ず役に立ちます。

だからまずは、できなかった=失敗、ととらえるのをやめましょう。そう考えると、「失敗」はむしろ自分のいいアドバイザーになってくれると思えませんか？

それでも失敗が怖い、という人は、もしかしたら**挑戦のハードルが高すぎる**のかもしれません。

そういう場合は、「何かに挑戦する」と意気込まずに、「試しにやってみよう」というくらいの姿勢で臨んでみましょう。挑戦のハードルが低いぶん、失敗したとしてもさほど気にならなくなるはずです。

POINT

本当の意味での失敗はあまり多くはない。
むしろ次の挑戦に生かせることのほうが多いので、小さい一歩から踏み出してみよう。

CASE

02

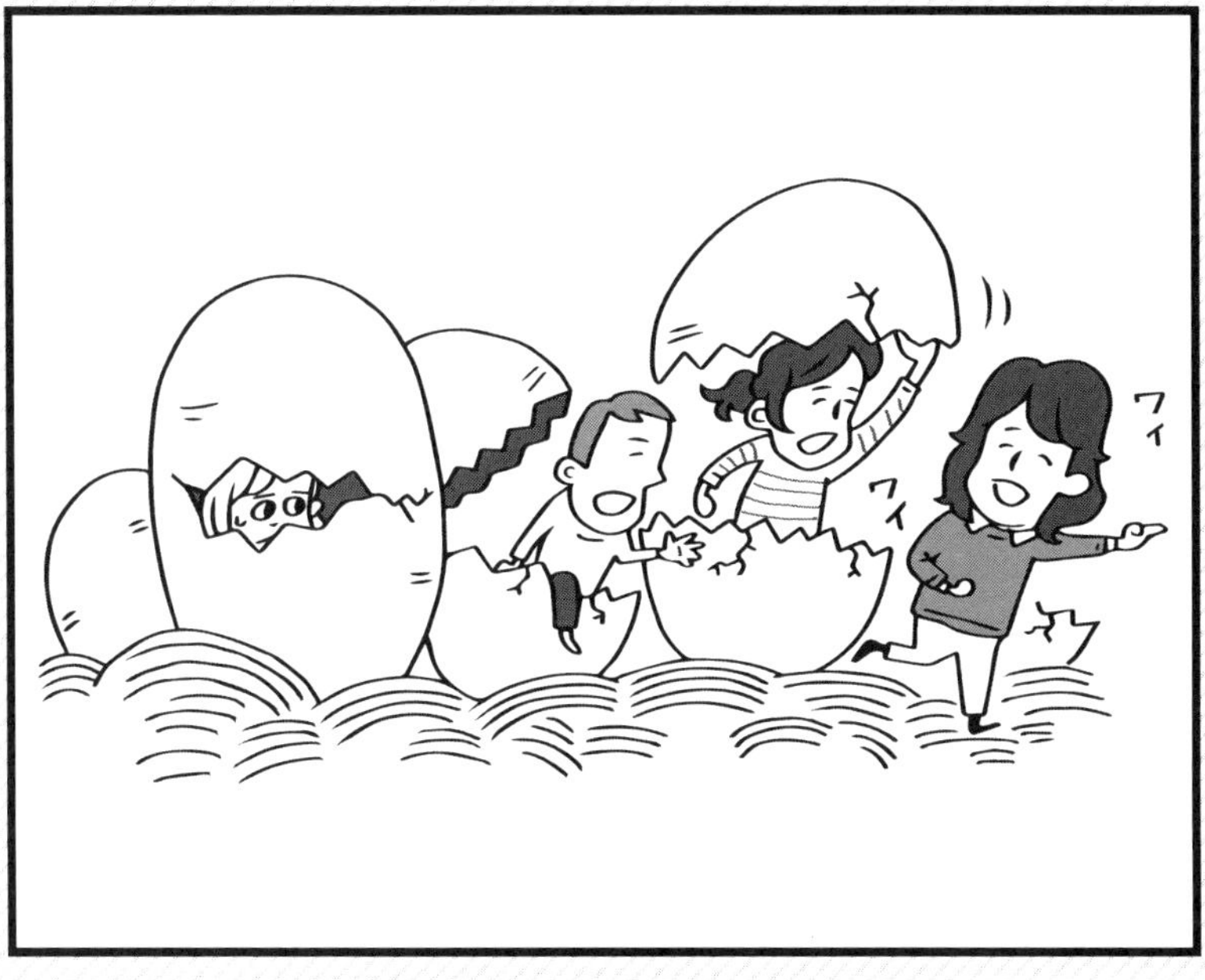

引っ込み思案で 行動できない

自分から積極的に行動を起こせない、引っ込み思案な人は、普段の生活で自分が言いたいことややりたいことを主張できずに悩むケースも多いと思います。そういう自分をなんとかして変えたい、と思う人もいるでしょう。

でも、精神科医として働いていて思うことは、**「性格を変えることは容易ではない」**ということです。同窓会などで久しぶりに友だちと会ったとき、みんな基本的なキャラクターは全然変わらない、と感じませんか？ そう、成長してももともと根が明るい人は明るいし、引っ込み思案な人は引っ込み思案なことがほとんどです。

もちろん、絶対に変えられないということはありませんが、それには本気で性格を変えたいと決意して意識と行動を変える必要があります。

ただし、何もかもマイナスにとらえて、気持ちが落ち込みやすく生活に支障をきたすなどの場合を除いて、**大きな労力をかけて自分を変えるよりは自分の性格を受け入れたうえで行動する**ことをオススメします。

これは、今の自分のままでもいい、ということではなく、自分の特性を受け入れることで心の負担を和らげるのが目的です。

たとえば「自分は引っ込み思案だ」と理解していれば、一歩勇気を出して自分の気持ちを相手に伝えられたときに、自身を褒めて自己評価を高めることができます。しかし、「どうして自分は引っ込み思案なんだろう」と思っていると、できないことばかりに目がいってむしろ自己評価が落ちてしまいます。

したがって重要なのは、自分の性格を悲観的に考えるのではなく、それをいったん認めたうえで苦手な部分を補う方法を考えることです。

性格自体を変えるのは難しくても、苦手なことに少しずつ挑戦して自信をつけることは可能です。そうすると、気づいたら自分のことをさらに受け入れられるようになっているでしょう。

POINT

性格は簡単には変えられないもの。
自分を受け入れて、
できるだけハードルを下げて、
できたことを褒めましょう！

CASE
03

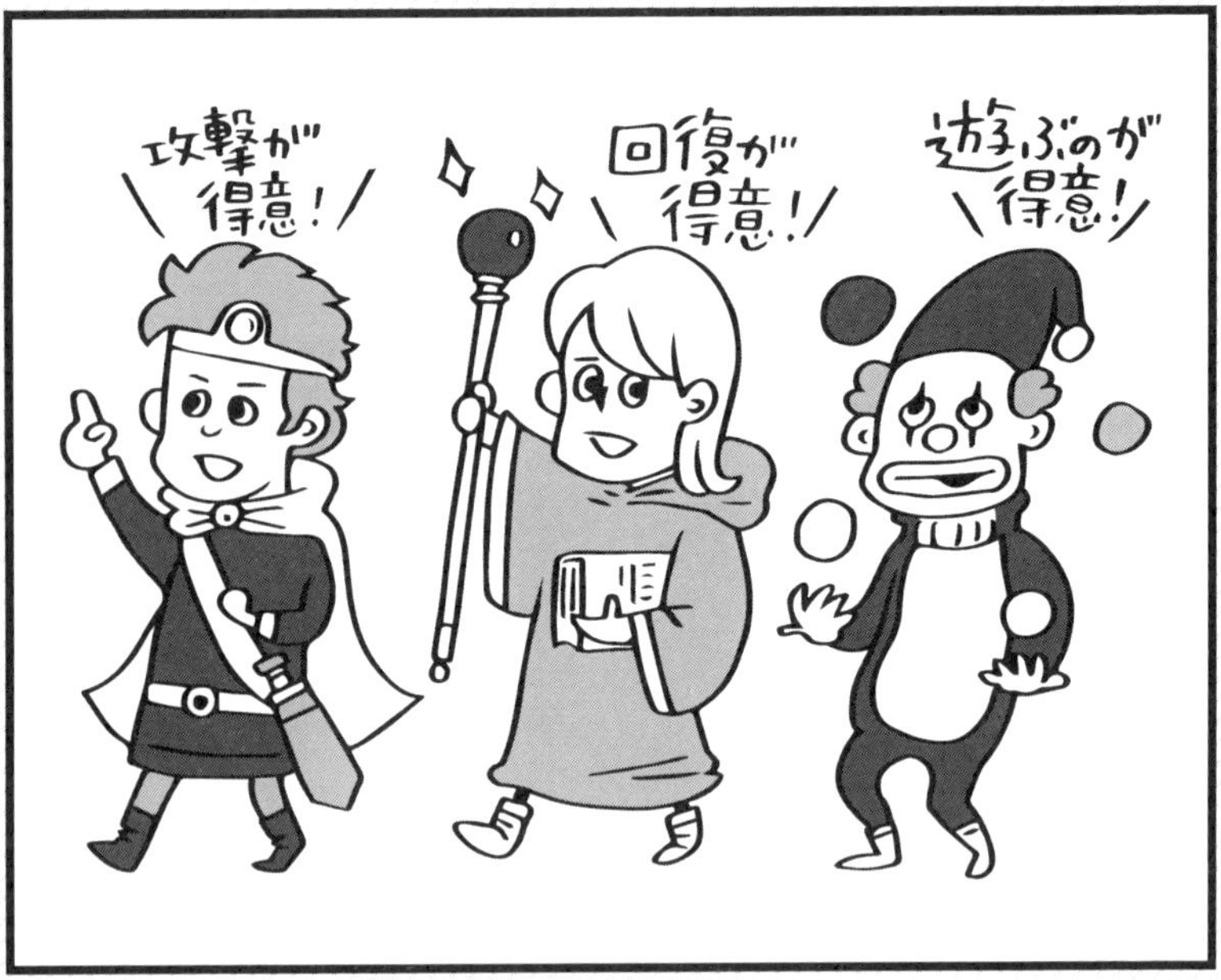
攻撃が得意！
回復が得意！
遊ぶのが得意！

自分のことを過小評価してしまう

社会人に求められる能力として、「自分の意見をしっかり言える」「間違いを的確に指摘できる」などの項目が挙げられることがあります。

確かにこういった能力があれば目立ちますし、まわりから一目置かれることもあるでしょう。ただ、私自身はそれだけが重要な能力ではないと考えます。

みなさんはＲＰＧをやったことはありますか？

ＲＰＧはロールプレイングゲームのことで、その名のとおり役割を分担して仲間と協力しながら敵を倒して物語を進めていくゲームです。

ＲＰＧのなかにはさまざまな役割のキャラクターがいて、攻撃が得意な者、魔法が得意な者、回復が得意な者など、誰が欠けてもゲームのクリアは難しくなります。社会でもそれと同様に、一人ひとりにそれぞれの役割があります。

自分の意見をしっかり述べる、というのも当然大事ですが、改良案を出す、アイデアを加える、裏方でサポートをする、なども同じように重要な役割です。

人それぞれ特性は異なり、求められる能力も違うのに「全部できないといけない」

と考えてしまうのは、「なんでもできる人が重宝される」という社会の風潮も関係しているかもしれません。

それができたら確かに理想的ですが、実際そんな人はまずいないので、すべてをやろうとするのではなく、自分ができることに集中するほうが重要です。

あなた自身は、攻撃が得意な戦士のように最前線で戦うのは難しいかもしれません。

それでも、あなたにはあなたの役割があるので、無理やり苦手なことに取り組むのではなく、**自分に得意なことをどうやったら活かせるか**、を考えてみてはいかがでしょうか。

POINT

あなたにはあなたの役割が必ずあります。
大事なのはその役割を見つけて
自分の能力を活かすことです。

CASE

04

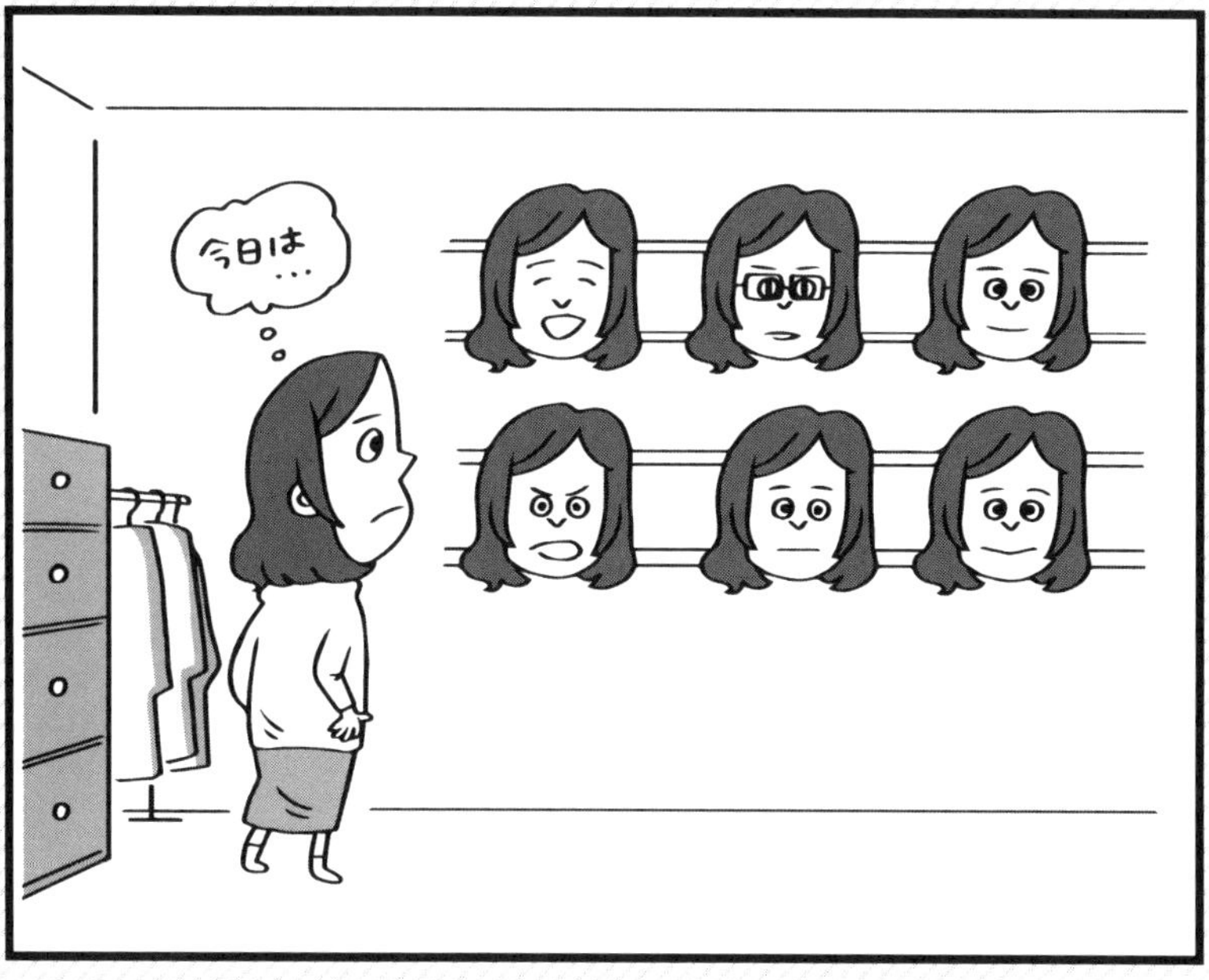

素の自分を出せる人が羨ましい

世の中には誰に対しても飾らず、ありのままで生きている人がいます。そういう姿を見ていると清々《すがすが》しいですし、羨《うらや》ましく感じることもあるでしょう。素の自分で生活ができたら、とても生きやすくストレスを感じずにすむと思いますよね。

しかしよく考えてみてください。

「素の自分」とは一体どこにいるのでしょう？

おそらく多くの人は、一人のとき、家族といるとき、友だちといるとき、仕事をしているときで「違う姿」を見せていると思います。

そのなかでいちばんストレスを感じないのが「素の自分」だとしたら、それを他の場面でも同じように見せられるかを想像してみてください。かなり難しいのではないでしょうか。

人はいろいろなコミュニティに属しているのが普通なので、場面によって見せる姿が違う、というのは正しい在り方なのです。仕事の場面で友だちの前にいるのとまったく同じ姿を見せたら、おそらく支障が出てしまうでしょう。


すべての場面で同じ自分を見せよう、と考える必要はありません。

ただし、自分がストレスを感じない空間を一つでも多くもっておくことは大事です。ストレスを感じる空間にいるのはゴムが引き伸ばされた状態のようなもので、短時間なら元に戻りますが、長時間だと元の形に戻りきれなくなってしまいます。不可逆的な精神の不調を引き起こさないためにも、なるべくストレスを感じない状況に身をおきましょう。

自分がストレスのない空間にいるかを判断する簡単な方法は、「無理せず笑えているか」です。まわりに気を使わず、無理して笑う必要のない空間。そういうところをなるべく多く見つけてほしいと思います。

POINT

どんな場所でもありのままの姿で
いられる人は、むしろ珍しい。だからいっそ、
いろんな姿を使い分けることを
楽しめるくらいになってしまいましょう。

CASE
05

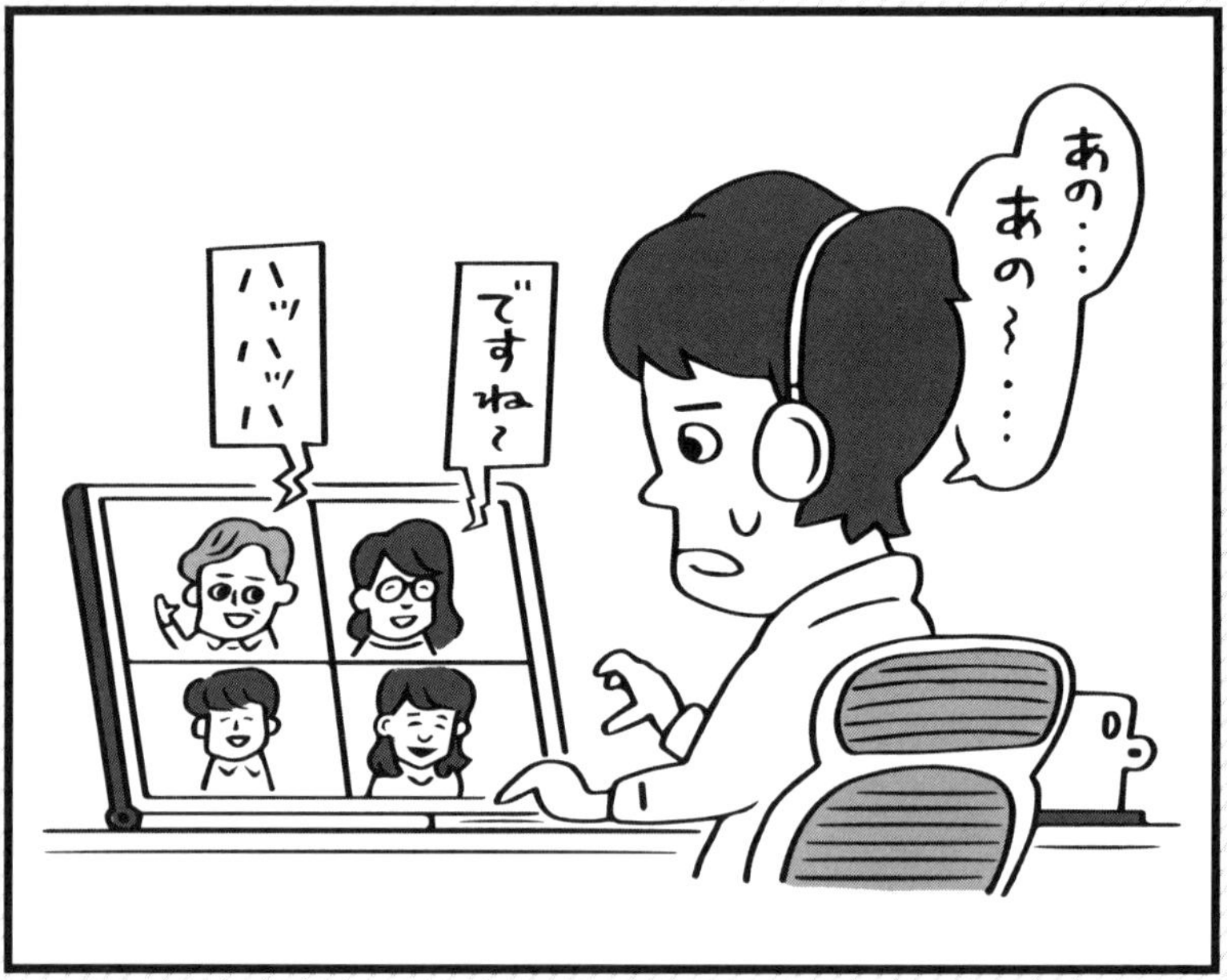
あの…あの〜…
ですね〜
ハッハッハ

オンラインの集まりにとけ込めない

新型コロナウイルスの流行によって、オンラインでの会議や集まりが増えた、という人は多いでしょう。とくに「オンライン飲み会」はコロナの影響で新たに生まれた流行のひとつといえます。

大人数での飲み会での密集や密接を避けるためにオンライン飲み会が増えたのは必然であり、最近は至るところで開催されるようになりました。しかし、オンラインの飲み会や集まりが苦手だ、という意見を耳にすることも少なくありません。それはどうしてなのか、いくつか理由をご紹介しましょう。

オンラインの集まりが苦手、と考える理由のひとつは、**発言するとまわりからの注目を集める**、ということだと思います。

オンラインの集会では一人ひとりの声が全体に共有されるため、同時に発言できる人の数は限られます。だから自分が話すときには全員の視線が自分に向き、注目を集めることになります。「注目される」ことへの抵抗からオンラインが苦手だ、という人も多いでしょう。

また、別の理由としては、**特定の人と話をするのが難しい**、ということも挙げられます。オンラインでの集会は基本的に参加者全員が同じ話題を共有しているため、別の話題に変えたり、特定の人に話しかけたり、といった行動が難しいのです。

飲み会自体にはあまり興味はないけれど特定の誰かと話したい話題があるから参加する、という人もいると思います。ところがオンラインではそれが自由にできないためストレスを感じる、ということも理由のひとつです。

個人的には一対複数の講義やレッスンなどはオンラインと相性がいいと思いますが、全員が同じように発言する集会や飲み会はオンラインとの相性が悪い、と考えています。ですから苦手だ、という感覚そのものは間違っていないと思います。

苦手なものに無理に参加することはないので、必須でないかぎり参加しなくていいのではないでしょうか。

ただ、なかには「参加しないと話題についていけなくなるのでは」「今後誘ってもらえないかもしれない」と考えて、つい二つ返事で参加を了承してしまう人もいると思います。

そういう人は、**まずはすぐに決めるのをやめる**ことから始めてみましょう。

二つ返事をやめて冷静になって考えると、「苦手な人が参加している」とか「話したい人がいない」などに気づくはずです。そこで自分の気持ちと向き合って、やはり参加したくなければ丁寧に断りを入れればいいのです。

今後も誘ってもらいたければ、「次はぜひ参加したいので、また声をかけてください」と付け加えるのも忘れずに。

ストレスをかけないためにも、自分がリラックスできる場所でなるべく長く過ごすようにしましょう。

コロナウイルスの影響で「不要不急」を強く意識するようになった世の中だからこそ、「流行りだから」「誘われたから」などを理由にせず、自分が本当に楽しめることを心から楽しむ、という気持ちを大切にしてください。

最後に、オンラインの集まりや飲み会で参加者全員がストレスなく楽しむためには主催者側もいくつか工夫をする必要があると思います。たとえば参加を強制しない、途中退室を許可する、終了時間を決めておく、などです。
オンラインの集まり自体を楽しいものにしてしまえば、お互いのつながりや絆を強めるのに便利なツールになることでしょう。

POINT

「オンライン、オフラインを問わず、苦手なものを避けることを覚えよう！避けるのが難しければ、それをなんとか楽しむ方法はないかを考えてみて。」

CASE
06

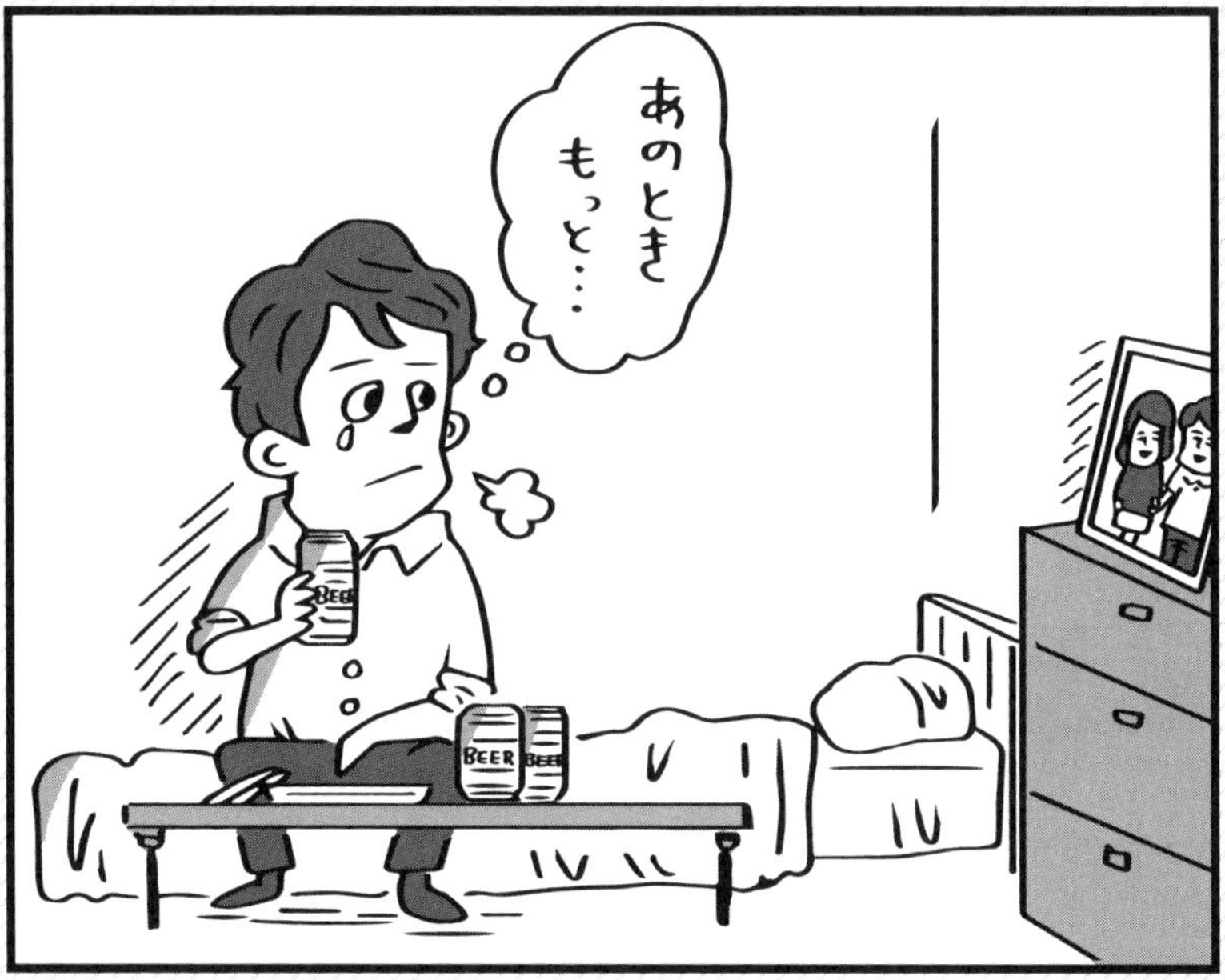

過去の出来事を
ずっと引きずってしまう

誰でも過去につらい経験をしたことがあるはずです。

「あのとき、ああしていれば」「あんなことが起こらなければ」など、昔のことを思い出して後悔したり、気持ちが落ち込んだりする人もいることでしょう。

当然、過去を変えられないことはわかっているし、切り替えて前を向かなければいけないとも思っているけれど、それでもつい考えてしまって抜け出せなくなり、悩んでいる人もいるはずです。

そのような人たちに伝えたいのは、**「過去を思い出すこと自体は悪くない」**ということです。

過去に起こった出来事を変えることは、タイムマシンが開発されないかぎり絶対にできませんが、**起こった出来事に関する「認識」を変えることはできます。**

たとえば、恋人と別れてとても落ち込んでいたのが、時間が経つと徐々につらさが和らいで、むしろ別れて成長した自分に気づけた。だから結果的に良かったと思える、などです。別れたという事実は変わらないけれど、認識が変わることによって心の反応が変化しているのですね。

したがって昔のことをつい思い出してしまう、という人は、**その出来事をなんとかいい方向にとらえられないかな、**と考えてみましょう。

一回で修正するのは難しいので、思い出すたびに繰り返すことが重要です。そうすると次第に、後悔や気分の落ち込みが和らいでくる場合があります。根気強く自分自身に言い聞かせるようにしていくことが大事です。

ただ、出来事がトラウマになっている、フラッシュバックが起きる、などの状況がある場合は、自分自身で認識を変えるのは難しいので、医療機関に相談して適切な対処法を聞くことをオススメします。

POINT

過去の出来事は変わらなくても、
認識は変えられる！
出来事にどんな意味づけをするかは自分次第。
それを転換させられないかを考えてみよう。

CASE
07

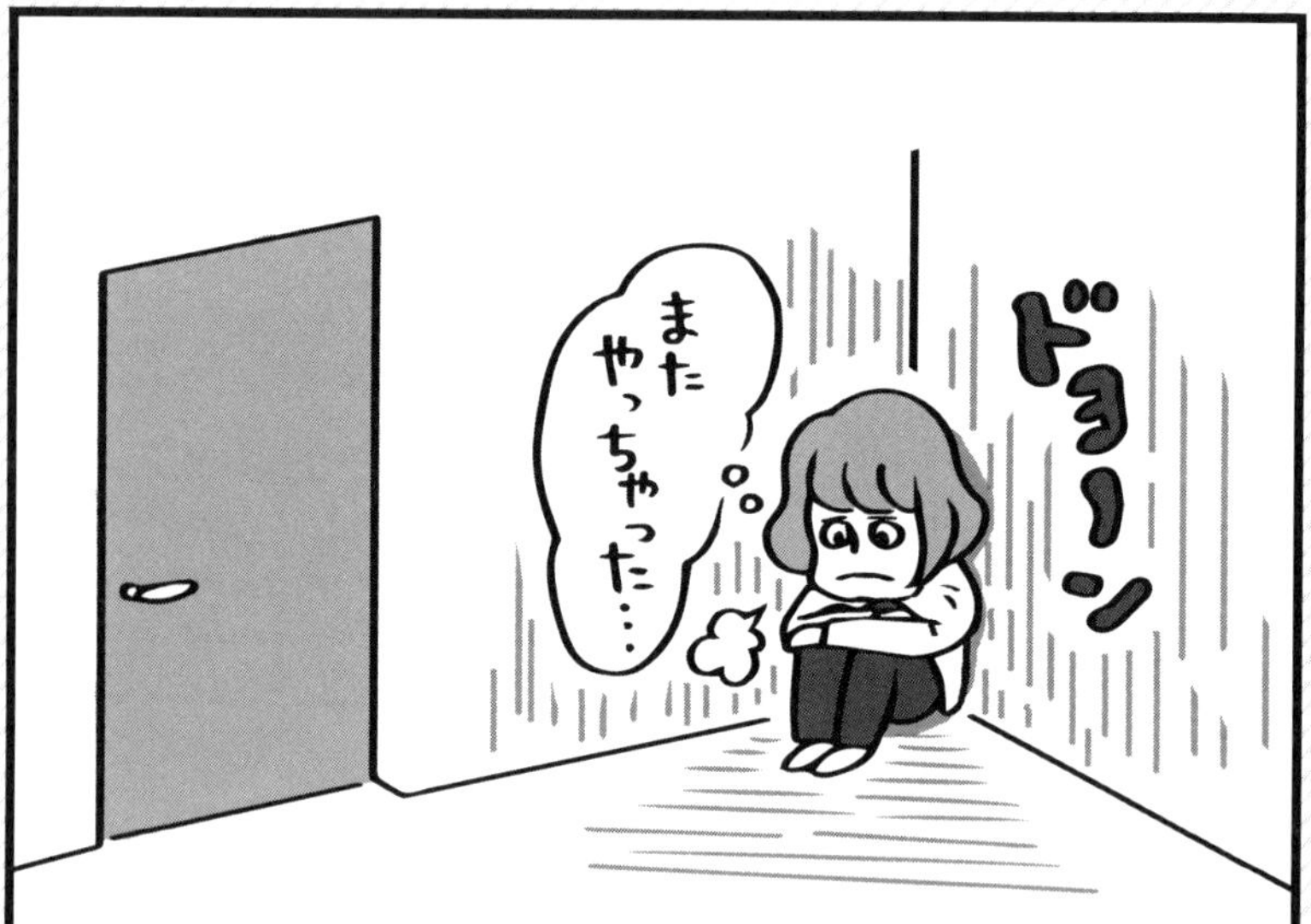

また
やっちゃった…
ドヨーン

気持ちの切り替えが
すぐにできない

失敗したときやイヤなことがあったときに気持ちが落ち込む、というのは誰にでもあることです。ただ人によって、**どの程度落ち込むか**、と、**どのくらい落ち込みが持続するか**、には違いがあります。

この2つによる影響を最小限に抑えられれば、感情もコントロールしやすくなります。

まず落ち込みを減らすために重要なのは、何よりも「事前準備」です。

気持ちが落ち込むのは、自分が期待した結果が得られなかったことが原因になることが多いので、何かを行なう場合はできるかぎり周到に準備をしましょう。あらかじめいろいろな事態を想定しておけば予想外のトラブルが減り、ミスによる落ち込みも抑えることができます。

次に、落ち込みの持続時間を短くするためにどうしたらいいか、についてですが、こちらのほうが個人差が大きいといえます。

どうしてもミスを引きずってしまい、感情コントロールがうまくできない人もいますが、そんなときは、感情をいったん横に置いておき、**冷静になって「なんで失敗してしまったのだろう」と徹底的に考えてみましょう。**

すでにふれたとおり、頭のなかで論理を優先すれば感情が抑えられるので、それを応用するわけです。

さらにいえば、失敗の原因を考えることによって対策が見つかり、次の失敗の可能性を減らせます。**徹底的に考えることは将来の落ち込みの予防にも働く**のですね。感情は無理に抑えようとするのではなく、別のところに逸《そ》らしてやれば落ち込みを減らせる、ということを頭に入れておきましょう。

POINT

失敗したときのリスクをいかに抑えるか、
という点がポイント！
失敗した事実に思い悩むよりも、
なぜ失敗したのかという原因を
よく考えてみよう。

CASE

08

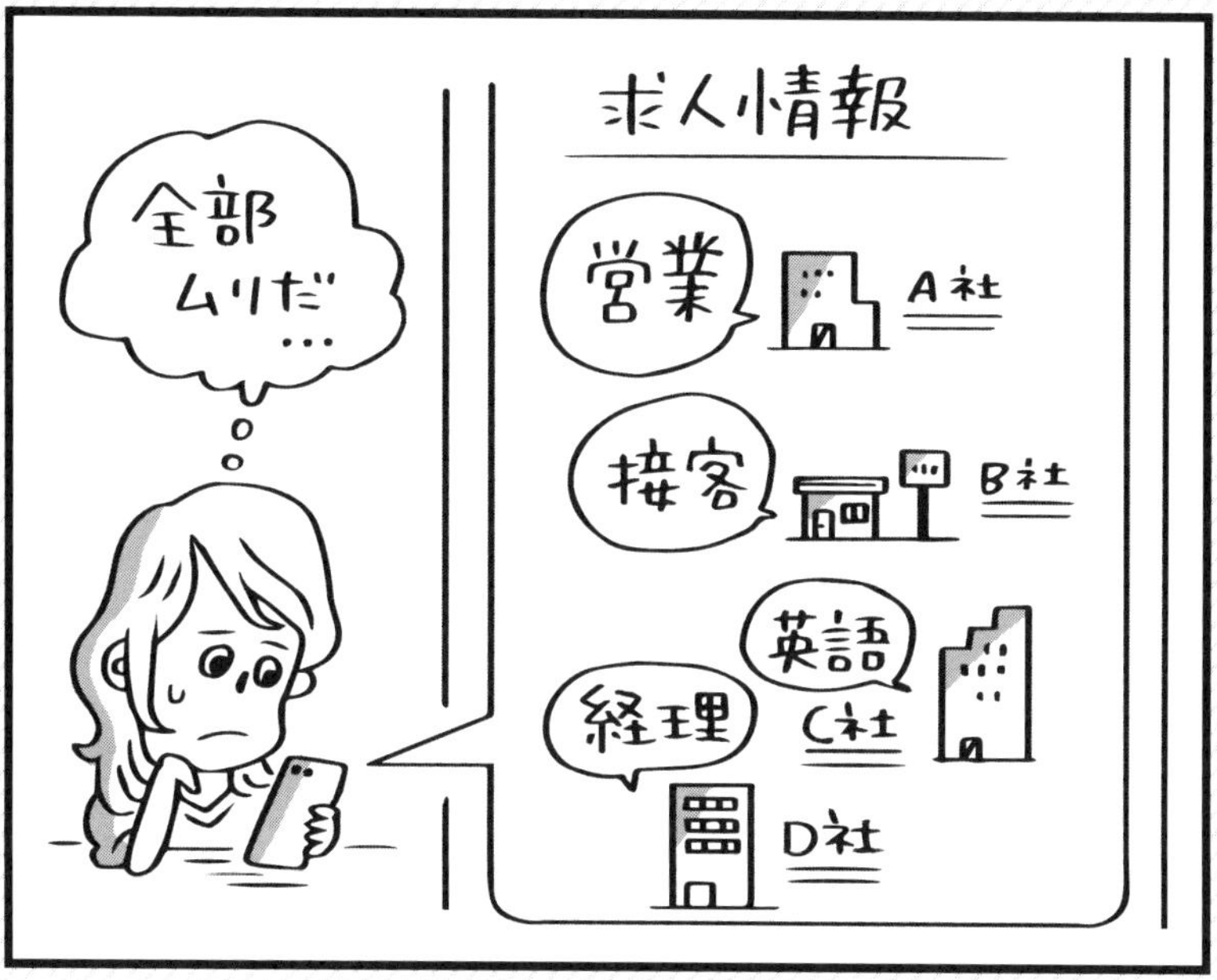

苦手意識を
うまく書き換えられない

あることに取り組んだけれどうまくいかなかった。その失敗を思い出してしまい、次に何かを始めようとしても尻込みしてしまう、という人もいるでしょう。

これは失敗した経験によって自己評価が下がっており、苦手意識を生み出してしまっているせいだと考えられます。

そんな状態に陥ってしまっているときは、どのように苦手意識から抜け出せばいいでしょうか。

実際に同じようなケースを考えてみると、実は苦手だったのではなく、**「向き合う時間が足りていなかった」**ということが少なくありません。

たとえば、英語に苦手意識をもっている人は、英語のテストでいい点が取れなかった、人前でうまく話せなかった、などの原因があって、その結果、自分から英語と距離をとっている可能性があります。

しかし英語圏で生まれた人のほとんどが英語を苦手としていないように、実はただ単に時間をかけていないから苦手というだけなのかもしれません。

「苦手」と「苦手意識」はイコールでないことも多いため、「苦手意識」をもっている対象と改めてじっくり向き合ってみると、意識を切り替えやすくなるかもしれません。

実際に時間をかけて取り組んでみたけれどもやっぱり苦手だ、ということがわかったのであれば、自分には向かないみたいだ、と潔《いさぎよ》くあきらめて、自分が少しでも得意な別の分野のことに時間をかけるようにしましょう。

POINT

苦手意識があっても、
本当は苦手じゃないのかもしれない。
繰り返しトライすることで
意識が変わっていくこともあります。

CASE
09

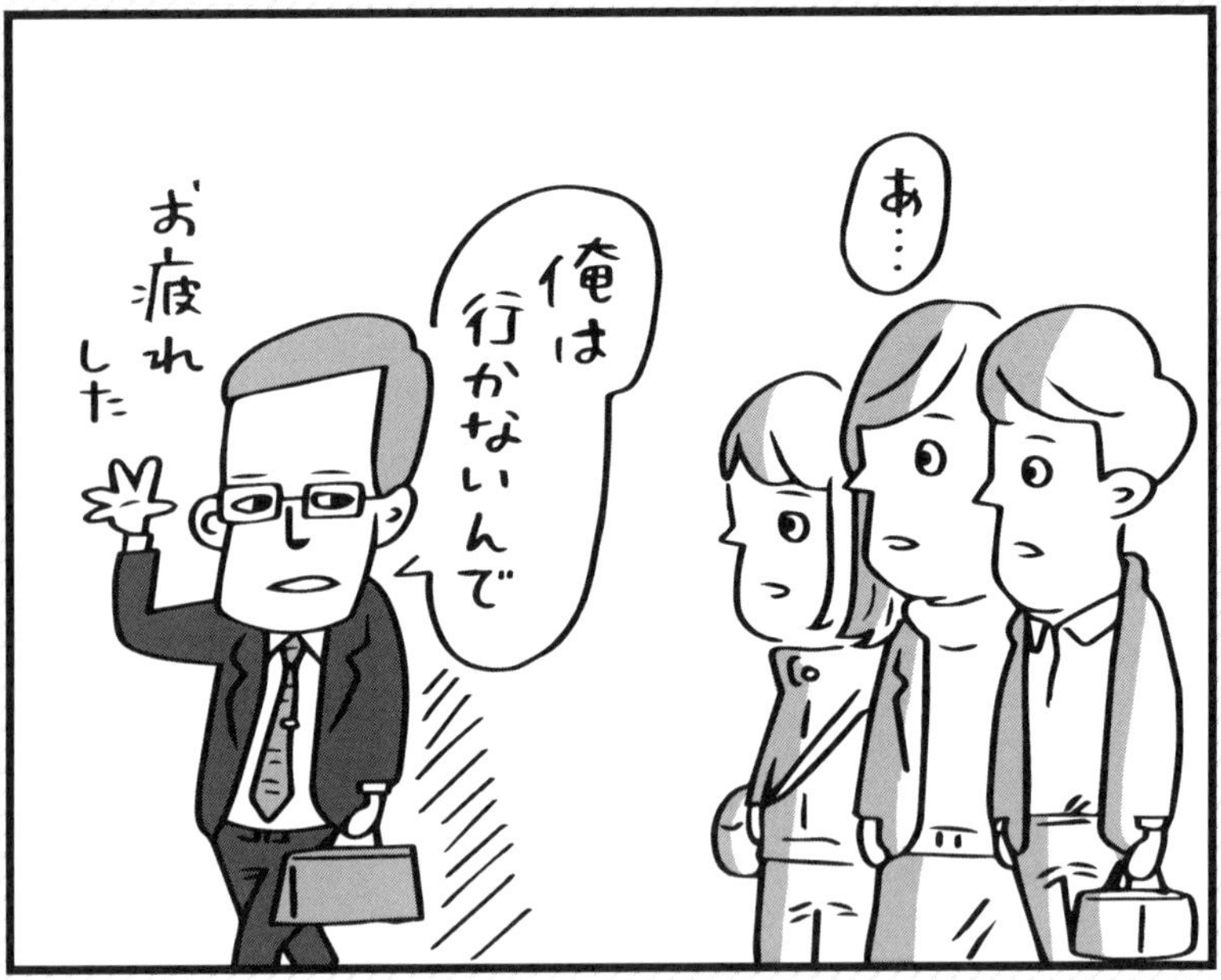

あ…
俺は行かないんで
お疲れした

「自分らしさ」と呼べるものが何一つない

「自分らしさ」をもっている人を考えた場合、どんな姿が浮かびますか？
流行りに惑わされず、意見がブレず、はっきりと「NO」が言える。そんなイメージを思い浮かべる人も多いでしょう。

自己主張がしっかりとできる人は、自分らしさを大切にしているように見えますよね。しかし、**そういう人に一方的に憧れを抱くのは少し待ちましょう。**羨《うらや》まれることも多い半面、自己主張ができる人たちは大きなリスクを抱えているともいえます。

なんとしても自分の意見を押し通す人は、まわりと意見が合わなかった場合、「ワガママな人」「協調性のない人」と見なされてしまいます。自分の意見を貫くのも大事ですが、まわりに「ワガママだ」とか「協調性がない」と思われたら、それはそれで困ると思う人も多いはずです。

まわりにどう思われようが厭《いと》わない人がひときわ目立って見えるだけであって、それが必ずしも「自分らしさ」だとは私は考えません。

はっきりと「イヤだ」と言うのが苦手、ついつい空気を読みすぎてしまう、まわりの目が気になる。それはそれで立派な「自分らしさ」だと思いませんか？

人間は生きるうちにその人らしい特性を身につけていくものなので、**身についた特性を無理に矯正《きょうせい》しようとするのではなく、いったん受け入れてみましょう。**

それでも、今のその自分がイヤだったら、少しずつ考え方を変えるようにすればいい。考え方を変えるために大事なのは、行動を変えることです。たとえば「ＮＯ」と言えるようになりたいなら、その日から少しずつ実践するのです。最初は断りやすいことから始めて、慣れていったら徐々にハードルを上げて試してみる。このように行動を変えていくと、自然と考え方も変わっていきます。考え方も筋トレと同じで、１日や２日ではなかなか変わらないので、繰り返し練習することが大事です。

POINT

あなたはそのままでも十分「自分らしい」ので、
悲観しなくても大丈夫。
どうしても自分を好きになれなければ、
時間をかけて行動を変えていきましょう。

CASE
10

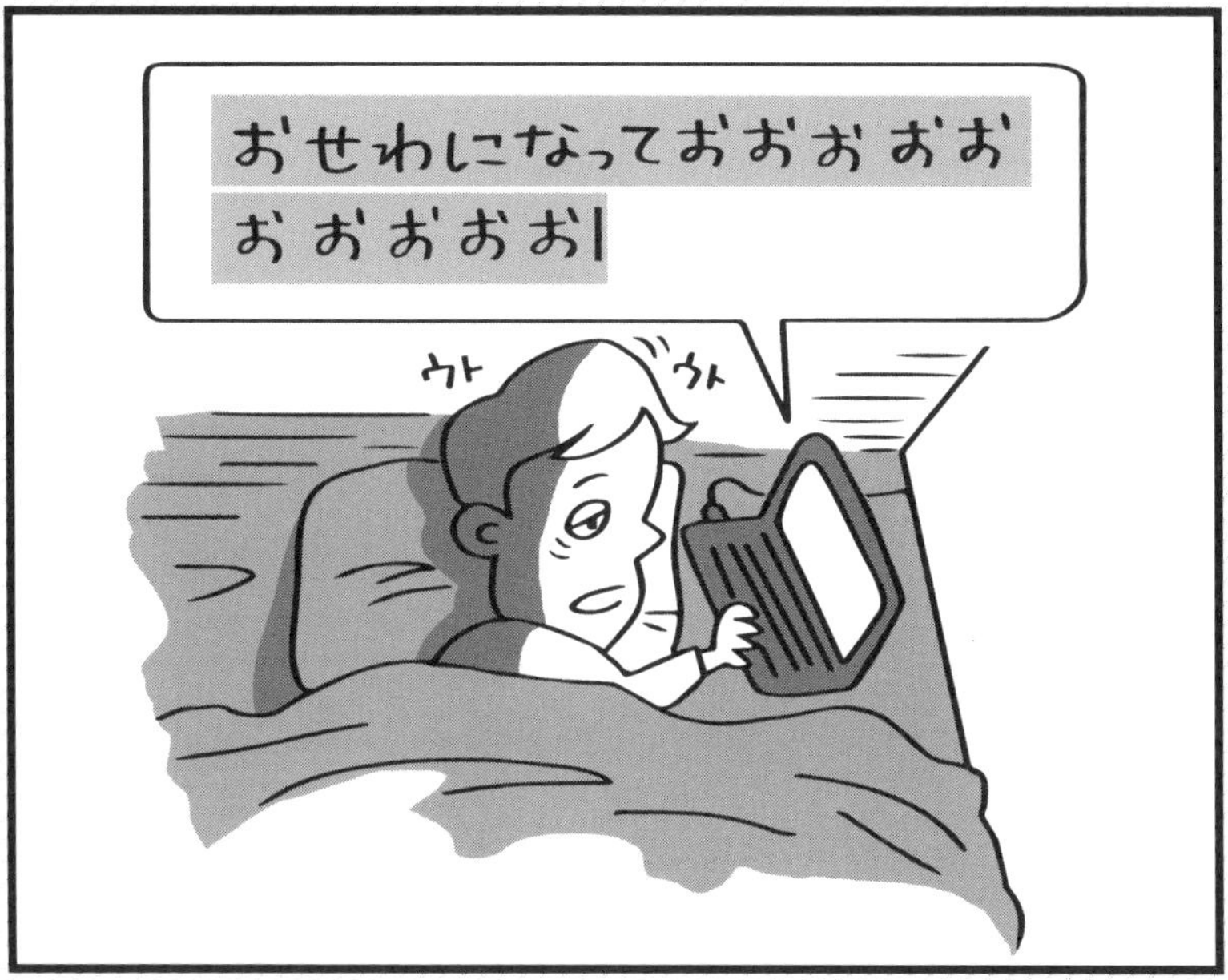
おせわになっておおおおお
おおおおお
ウト
ウト

休み方がわからない

休んでいても仕事のことが気になってしまう。休むのが苦手だ、という人をよく見かけます。そういう人は真面目で責任感があるタイプが多いので、休むことに「罪悪感」を覚えて、働いていなきゃダメだ、と考えて焦ってしまいがちです。

しかし、**休むという行為は、何かを達成するためにも決しておろそかにしてはいけません。**

何事においても、しっかり休んで気力と体力を蓄えておかないと、いいパフォーマンスはできないことをほとんどの人がわかっていると思いますが、**それでもちゃんと休みをとれないのは、多くの場合、自分以外の要因による**といえます。

たとえば「まわりは休まずにがんばっているから」とか「休んでいるのをあまり知られたくない」など、周囲を気にすることが理由となっている人はいませんか？

しかし、個人の体力や仕事のキャパシティは千差万別。まわりを気にするあまり負荷がかかりすぎて体調を崩したら、結局余計にまわりの反応を気にする事態になります。

何より気にしなければいけないのは、まわりの意見や視線ではなく、あなた自身の体調です。とくに体に何かしら不調が出てきた場合は要注意です。具体的な症状としては不眠、倦怠《けんたい》感、食欲不振、肩こり、頭痛などです。

こういった症状は体に何らかのひずみが生じていて、**SOSを発している状態**と考えられるので、体の声に素直に従ってできるだけ早く休息をとってください。

がんばるのが得意な人ほど、不調を無視して走り続けてしまうことがあります。だから体の声に耳を傾けて、普段と違う感覚があれば、いったん立ち止まって「負荷をかけすぎていないか」自身に問いかけてみましょう。

しんどいと感じたときこそ休む。とてもシンプルなことですが、自分を労《いたわ》るためにも忘れないようにしましょう。

POINT

人生を上手に生き抜くために、
休む時間は超重要！
体が発するSOSを
無視しないようにしよう！

CASE
11

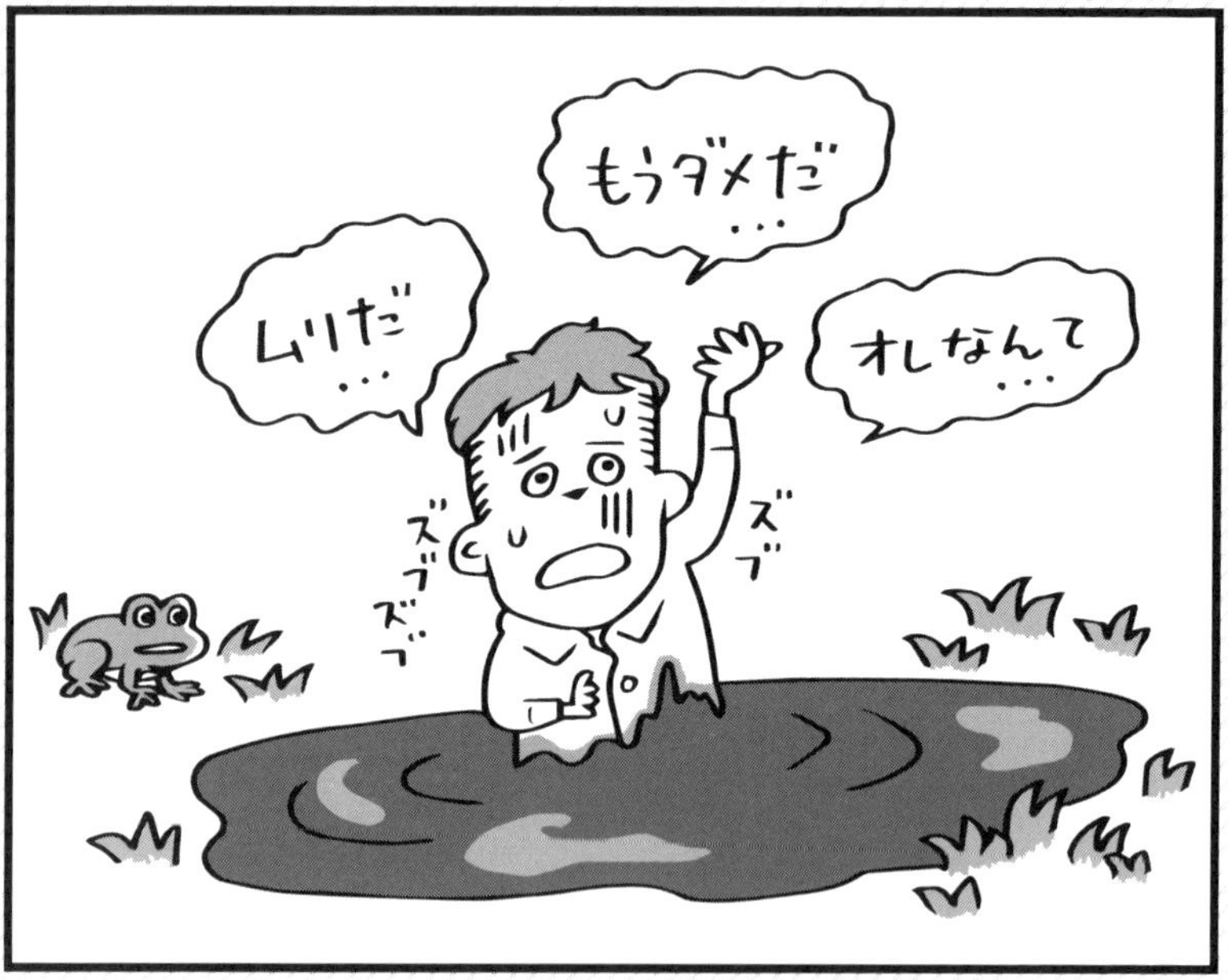
もうダメだ…
ムリだ…
オレなんて…
ズブズブ
ズブ

わかっていても「ネガをポジ」にできない

「ネガティブな思考をポジティブに変えると幸せになれる！」「ポジティブになると人生が変わる！」……このようにポジティブシンキングの大切さを強調する本や記事などをたくさん見かけます。ただ、こういったポジティブの大切さを訴える宣伝の〝ポジティブ圧〟そのものが強すぎて疲れてしまう、という人もいるでしょう（笑）。

確かにネガティブなことをできるだけポジティブに考えることは大切ですし、物事のとらえ方を変えれば気持ちを切り替えるのに役立ちます。ただし、**そう簡単にいくものではない**、というのは知っておいたほうがいいでしょう。

そもそもネガティブに考えやすい人は、大半がもともとの悲観的な性格にこれまでの経験が積み重なってマイナス思考になっています。

性格＋経験のダブルパンチでネガティブな思考が形成されてしまっているので、それを一朝一夕に切り替えるのは容易なことではありません。本を1冊読んだくらいで改善するようであれば、初めからそんなに悩まないでしょう。

でも、それならばネガティブな思考は一生変えられないのでしょうか。いえ、そうではありません。簡単には変えられませんが、日ごろから意識して一つひとつの考えを修正していくことで、少しずつですが考えを変えられるようになります。

そのために大事なのが、**「自分はネガティブ思考だ」と自覚することと、「ネガティブ思考に気づいた瞬間に立ち止まる」**ということです。

普段から自分の思考のクセを意識して生活し、ネガティブに感じたときには、「あ、今ネガティブになった！」と心のなかで声に出してみてください。

1日で自分がどれだけネガティブに考えたか、回数を数えてみると、自分のネガティブ度がわかります。その回数をできるだけ減らしていくトレーニングをすると思考を切り替えられます。しっかり意識して記録をとり続けると、少しずつネガティブの回数を減らしていけるでしょう。

POINT

ネガティブ思考は
そう簡単にポジティブには変わらない。
けれど意識して矯正することで
変えていける可能性は十分あります。

CASE
12

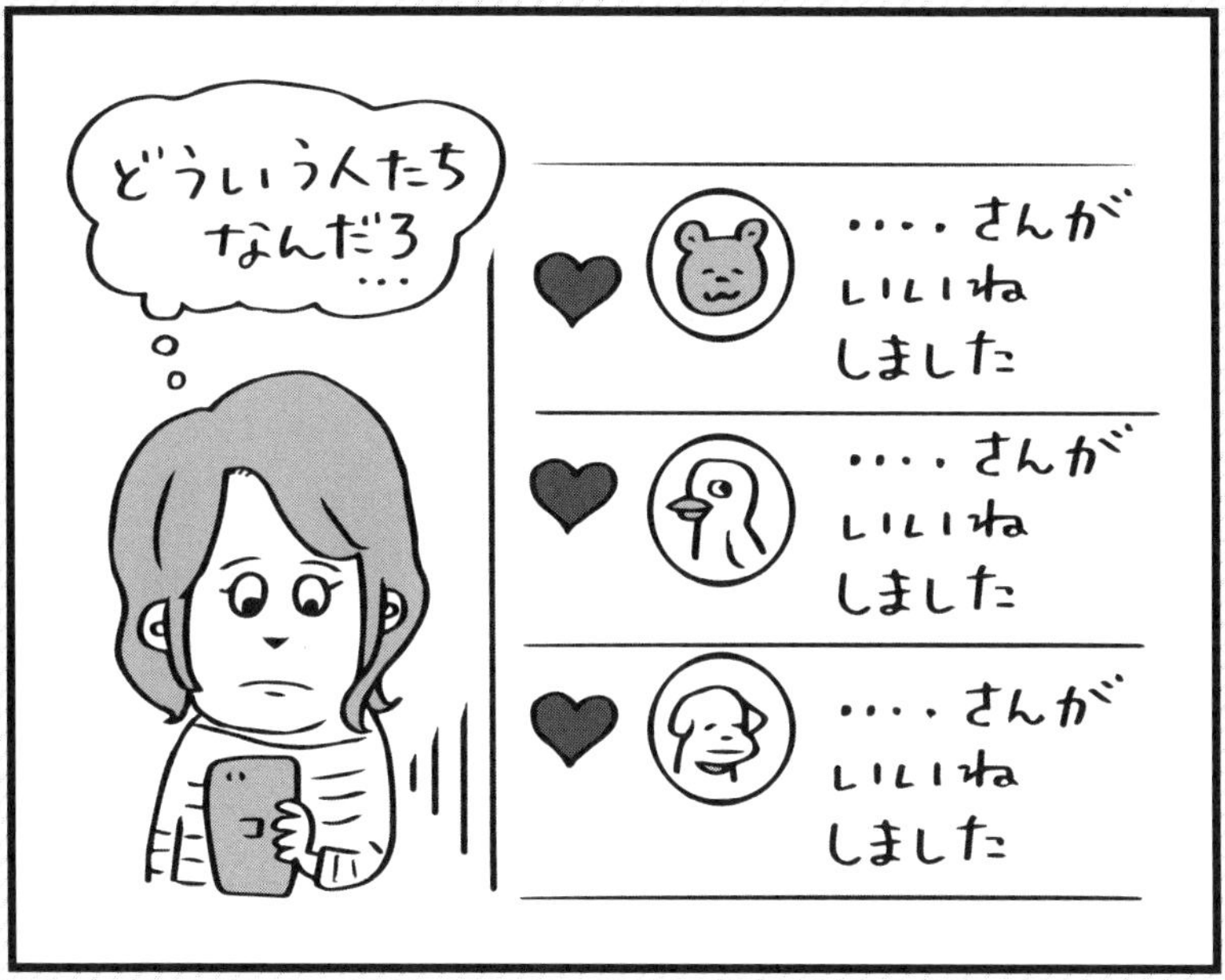
どういう人たち
なんだろ
…
….さんが
いいね
しました
….さんが
いいね
しました
….さんが
いいね
しました

リアルに友だちがいない

今の時代はＳＮＳがすごく身近になったので、ＳＮＳを利用している人のなかには、「ＳＮＳで友だちになる」や「ネットで知り合った人と実際に会う」ということが当たり前になっている人もいるのではないでしょうか。

しかしそうはいっても、ネット上の交友関係は実生活とはまた別のものですし、実生活で感じる孤独を完全に埋めてくれるわけではありません。むしろ「ネット上だといい関係を築けるのに、リアルだとなかなかうまくいかない……」という悩みをもつ人も多いでしょう。そういった人が、普段の生活で感じる孤独を癒やすためにはどうしたらいいでしょう。

そのためにまず大事なのは、**「孤独」というとらえ方を改めましょう。**

人間というものは、非常に都合のいい生き物で、どんなときでも「ないものねだり」をします。たとえば、煩《わずら》わしい人間関係に悩んだり騒がしい場所にいるときには、「早く一人になりたいなぁ……」と考えるくせに、いざ一人になると「なんだか寂しいなぁ……」と考えるものです。そんな都合のいい考え方が得意なのですから、逆に一人でいるときにこそ、「一人でゆっくりする時間がもてた」と考えましょう。

一人でいることを「孤独」ととらえるから、なんとなく寂しく感じてしまうのです。
孤独を楽しむ、と考えるのは難しくても、**せっかく一人でいるのだから今しかできないことはないかな、**と考えると気持ちに少し余裕が出てきます。

さらにいえば、ＳＮＳ上のつながりだって立派なつながりです。最近ではＳＮＳで出会って交際を始めたり結婚したりする人も増えているので、リアル／ネットという境界は少しずつ薄れてきたといえます。

ＳＮＳで知り合った友だちがたくさんいる、というのも私は大切なつながりだと思います。そのなかに、今後も長いつき合いになる人がいるのかもしれないので、ＳＮＳでのつながりも変わらずに大切にすることをオススメします。

POINT

リアルに友だちが少ない＝悪いこと、ではない！　友だちづき合いで大事なのは、数でもなければリアルで会う回数でもない。自分が相手を大切と思えているか、です。

CASE 13

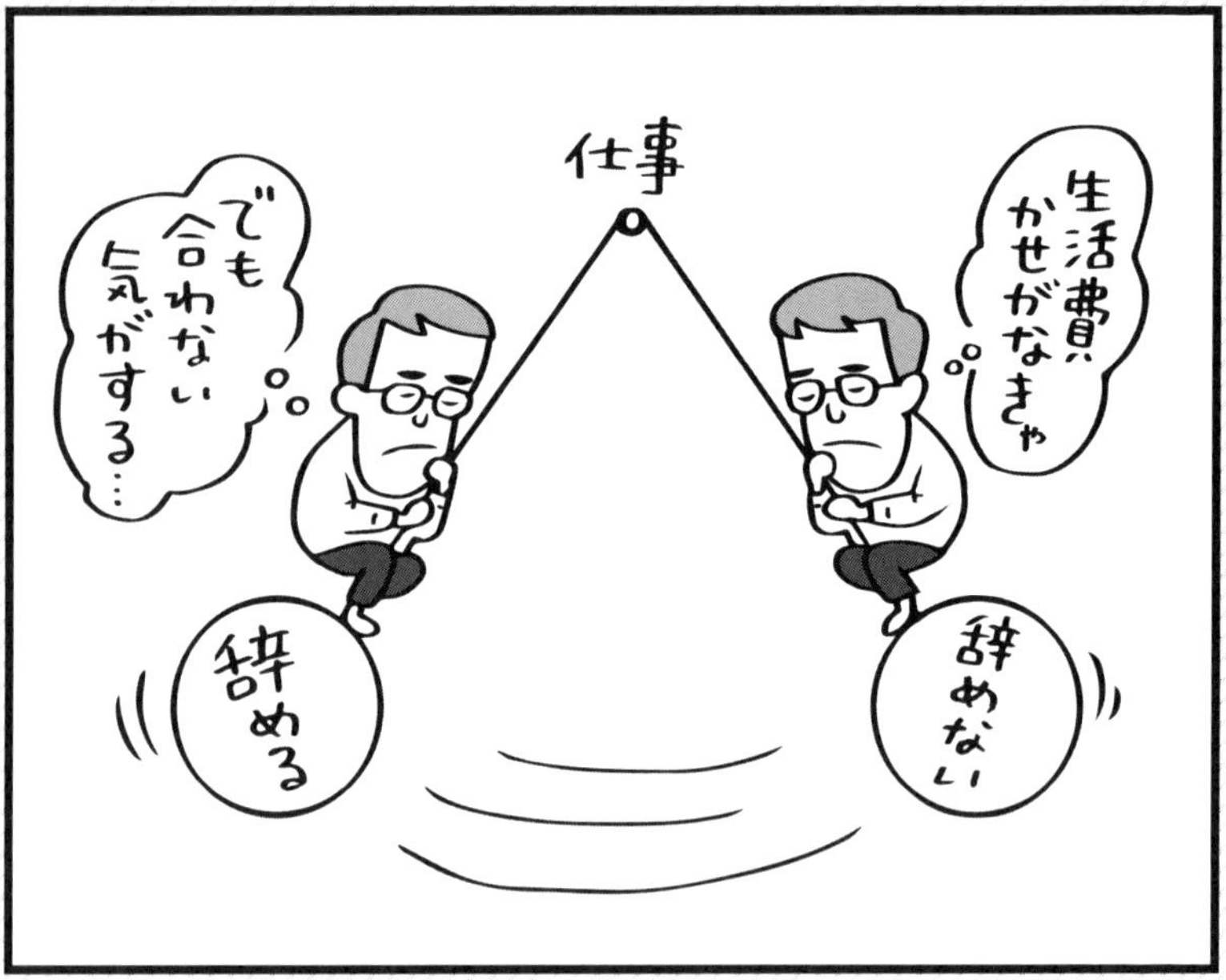
仕事
でも合わない気がする…
生活費かせがなきゃ
辞める
辞めない

今の仕事は合っていない気がする

仕事が人生において大きな割合を占めるのは間違いありません。大半の人は生きるために何かしら仕事をしてお金を稼がなければいけないからこそ、どんな仕事に就くか、という選択は重要であり、ひとつの決断にその後の生活が左右されることもあります。ただ残念なことに、ベストだと思って選んだ仕事が自分に合わなかった、ということは当然出てきます。けれど、仕事が自分に合わない、と実感しても具体的にどうしたらいいかわからない、と悩んでいる人は多いでしょう。

なんとか手がかりを見つけようとまわりに相談しても、「すぐ辞めたほうがいい」と言う人もいれば、「もったいないから続けたほうがいい」と言う人もいるため、なおさら動けなくなってしまうこともあります。

相談はあくまできっかけに過ぎません。どの意見を参考にしたとしても自分の決定の責任を他人にとってもらうことはできないので、最終的には自分で決める必要がある、ということは覚悟しないといけません。

もちろん仕事が原因でうつ病になったり、職場でパワハラがあったりする場合は迷わずすぐに離れるべきですが、仕事に１００％満足しているという人はごく少数なので、「合わないから辞める」とすぐさま行動するのではなく、**自分が仕事に合わせられないか、なんとか現在の環境でできることはないか、と考えてみる**のもいいと思います。

「合わない仕事を続けるべきか」という質問に明確な回答はなく、答えは個々の状況や心理に合わせて最適化される必要があります。

自分のやりたいことが実現できて、さらにそれで生活していける仕事に就ければ文句はありません。でもそれは、運命の人を見つけるのと同じくらい難しいことなのです。

仕事に何をどこまで追い求めるのかは、あなたの決断に委ねられていることを忘れないようにしましょう。

POINT

決断するのが難しいときは、
しばらく「保留」して、自分が仕事に
合わせるよう努力するのもひとつの方法です。

CASE
14

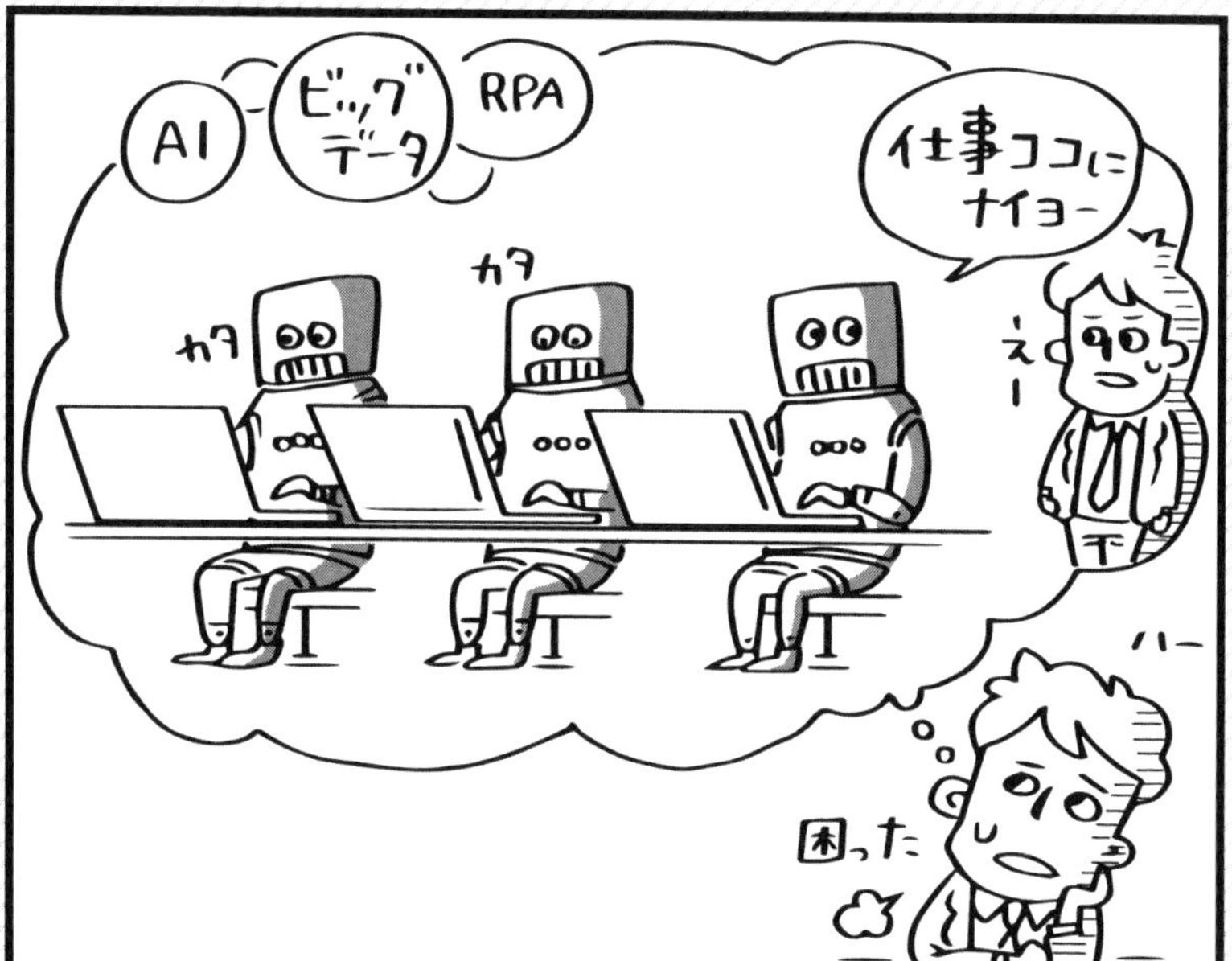
AI
ビッグデータ
RPA
仕事ココにナイヨー
カタ
カタ
カタ
えー
ハー
困った

変化のスピードについていけない

近年の世の中の変化には目を見張るものがあります。とくに２０００年代に入ってからの変化はすさまじく、次々に新しい技術や用語が誕生しています。今やなくてはならない存在であるスマートフォンもＳＮＳも10年程度の歴史しかない、と考えると驚くばかりです。

さらに、もともとは生活に役立つために誕生したはずの便利なテクノロジーですが、今では「ＡＩが仕事を奪う」とか「ＳＮＳいじめ」などネガティブな側面も取り上げられることが多くなりました。こうした世の中の変化にうまく順応できず焦りを覚えている人もいるかと思います。

かつては5年後、10年後の未来もある程度予測できたのが、現代ではそれが非常に難しくなりました。世の中の変化についていけず、将来の展望にも不安を感じる人はどうしたらいいでしょう。

そのような方々に伝えたいのは**「本当に必要なものはそこまで多くない」**ということです。

テクノロジーは進化し、現代社会には膨大な情報があふれていますが、生きるために必要なものは本質的には変わっていません。極端にいえば、いくらテクノロジーが発展しようと、衣食住が揃って生活できる最低限の金銭があれば私たちは生きていけます。

だから変化のスピードについていけない焦りは、「生きていけない」という気持ちよりも「まわりに置いていかれる」という気持ちからきていると考えられます。

逆に、**「まわりについていかなきゃ」という気持ちから離れることで、自分が集中すべきことに目が向くようになります。**

自分が本当に必要とするものや、大切だと感じるものを見極めると人生がシンプルになりますし、時代についていく必要はない、ということに気づけると思います。

変化が速いからこそまわりに流されるのではなく、自分のなかにしっかりとした軸をもって生活することが、今の時代には必要なのではないでしょうか。

POINT

変化が速い、ということは
廃《すた》れるのも速いということ。
あれこれ飛びつくのではなく、
自分に本当に必要なものかを
じっくり見極めることが重要です。

CHAPTER 6

誰もわかってくれない

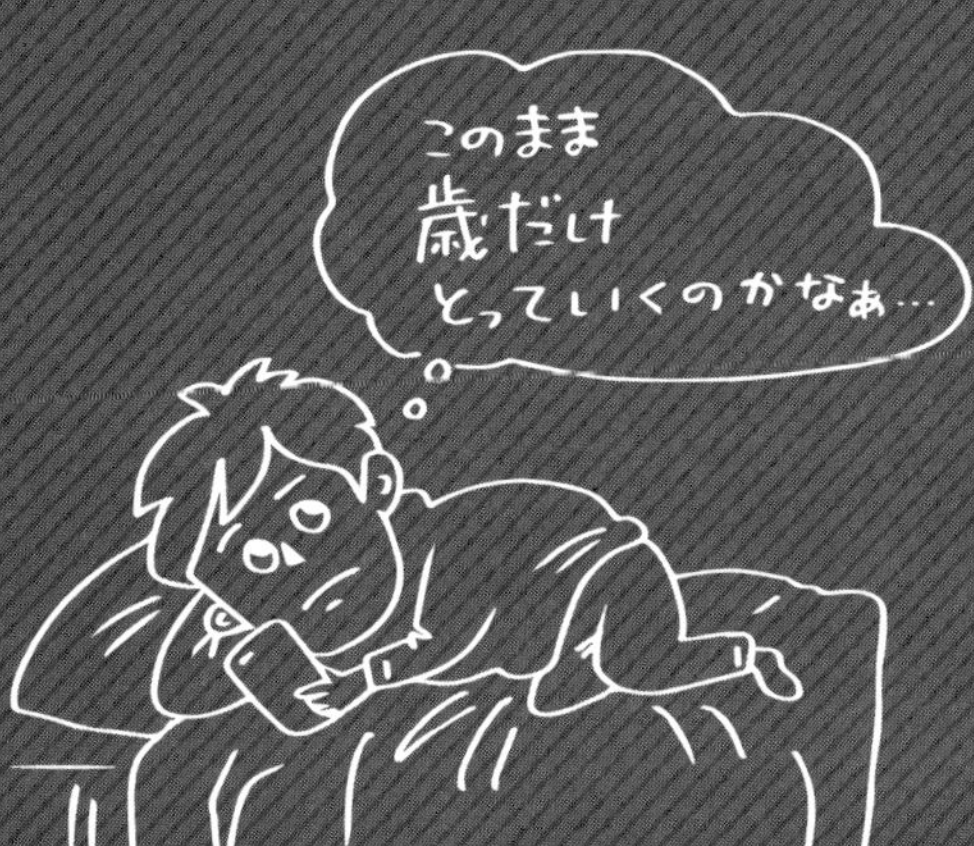
このまま
歳だけ
とっていくのかなぁ…

CASE
01

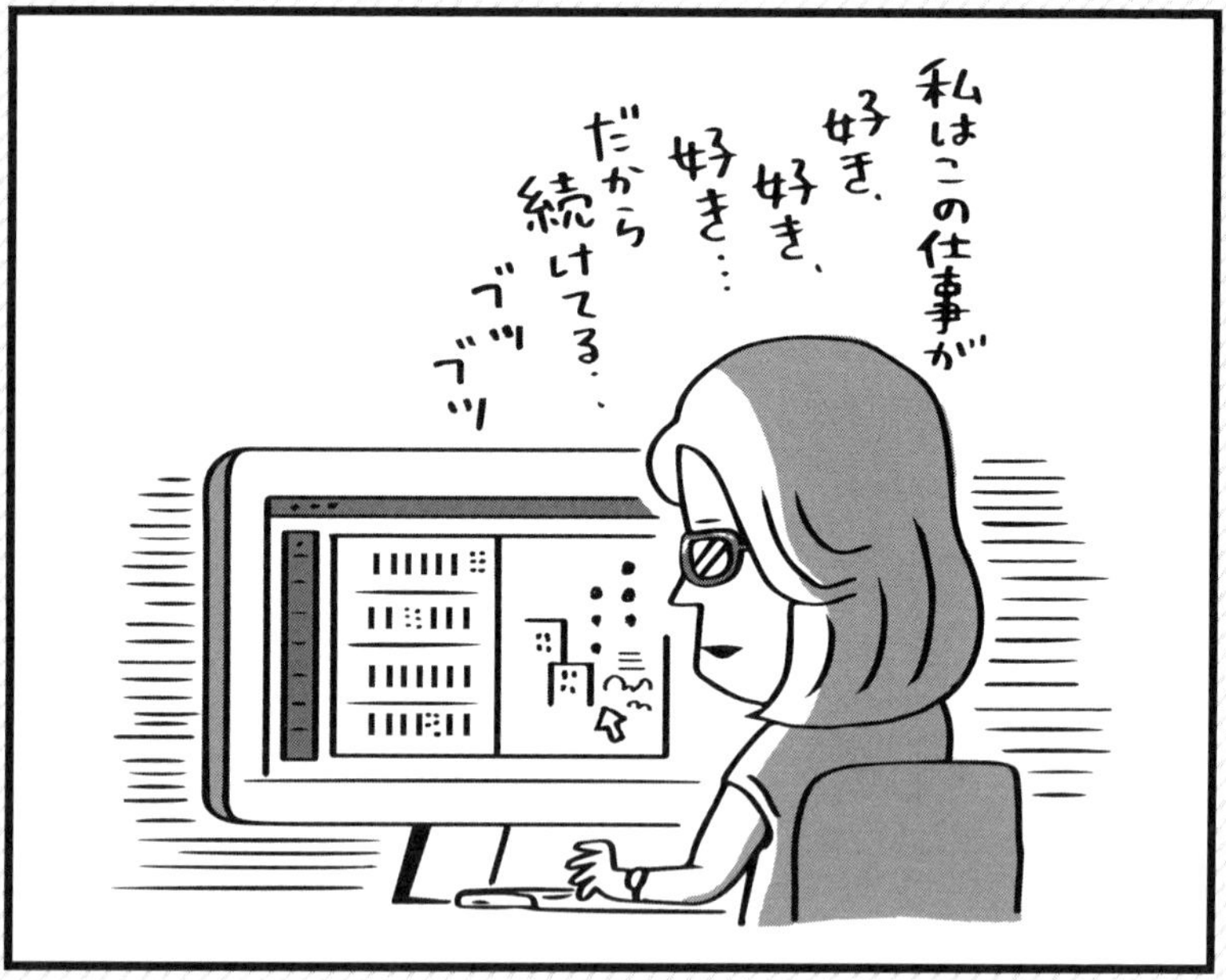
私はこの仕事が
好き、
好き、
好き…
だから
続けてる、、
ブツ
ブツ

好きなことをして生きていない

最近は「好きなことをして生きていく」という生き方が良しとされており、好きなことがない人や、好きでもない仕事をしている人は、なんとなく後ろめたく感じて、自分はダメだと思ってしまうかもしれません。

でも、それを心配する必要はありません。そもそも、**この社会で本当に好きなことで生きていけている人はごく一部です。**

しかも、そういう人のなかには、「好きなことを仕事にしたけれどうまくいっていない」「仕事にした結果、あまり好きではなくなってしまった」というケースもあります。

さらには「自分はこの仕事が好きだからやっているんだ！」と自分に言い聞かせているように見える人もいます。どこかで矛盾に気づきながらも、好きだと思い込むことで、自分の考えと行動に一貫性をもたせようという心理が働いているのです。

だから、今自分は好きなことで生きていない、という心配をする必要はありません。

そもそも「好きなこと」が何だか自分でもよくわからない、という人はどうしたらいいでしょう。

実は、「好きなこと」というのは、移ろいやすいうえに自分では気づいていないことも多いものです。ですから、好きなことを見つけないと、と焦る必要はありません。ひょんな瞬間にふと見つかったり、やっているうちに好きになったり、ということもあるので、**興味をもったら気軽に手を出してみる、くらいの気持ちでいましょう。**

このように「好きなことを模索中」というのも、十分なあなたらしさです。自然体の自分をまず認めてあげることが大切です。

POINT

好きなことは
無理やり見つけるものでもなければ、
続けなければいけないものでもありません。
焦らず見つけて、ほどよい距離感で
つき合っていきましょう。

CASE 02

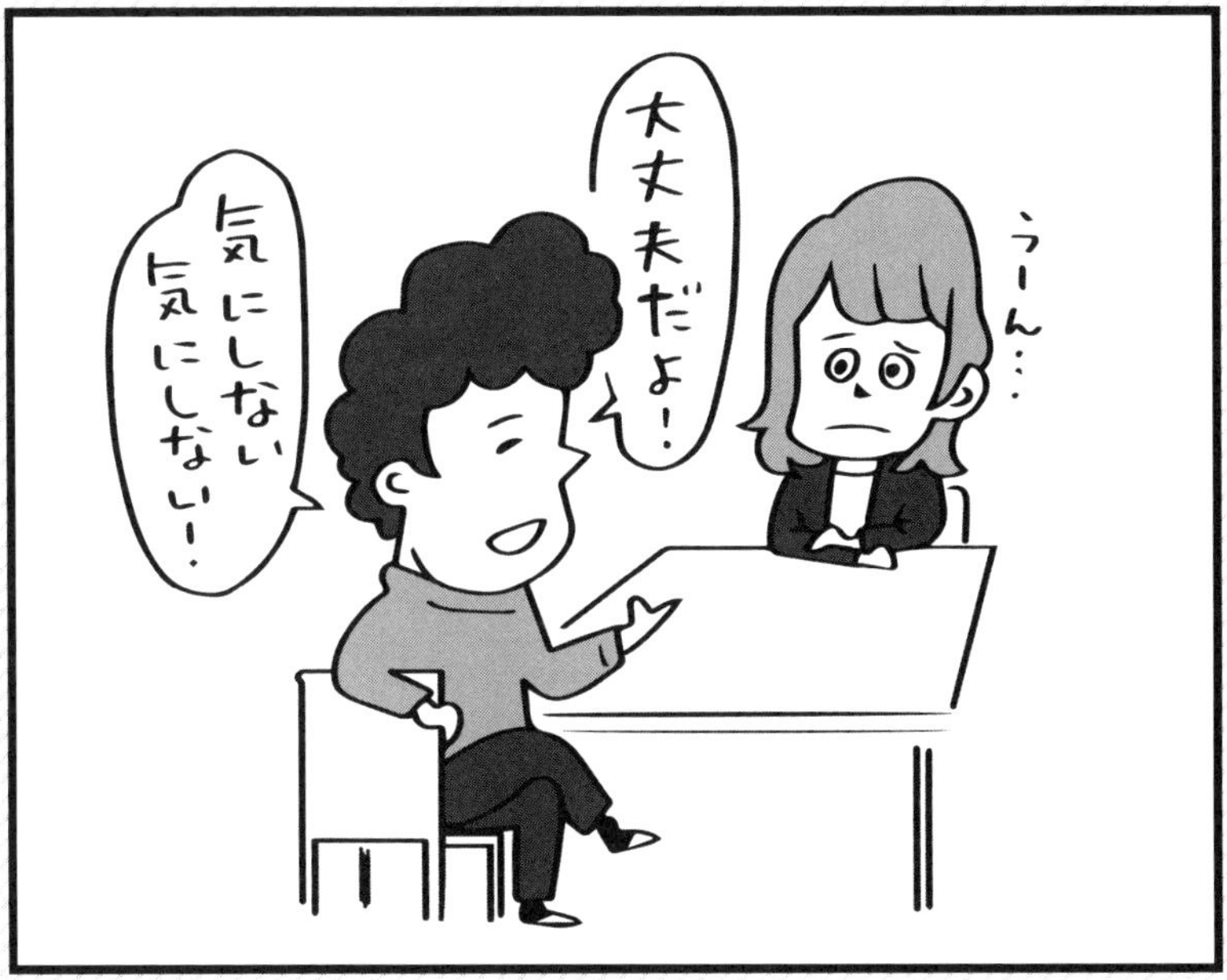
うーん…
大丈夫だよ!
気にしない
気にしないー!

人に相談しても理解してくれない

精神科医をしていて思うのが、人の気持ちやつらさを理解するのはとても難しい、ということです。

精神科医でさえそう思うのですから、普通に生活している人が他人の気持ちやつらさを理解するのはそれ以上に難しい、ということをまずは知っておきましょう。そう考えると、「相手に理解してもらいたい」というのがどれだけ大変なことなのかわかると思います。

したがって人に相談するときは、**「理解してほしい」と考えるのではなく、「話を聞いてほしい」と考えるようにしましょう。**

人は、自分のつらさを話すだけでも気持ちがラクになることがわかっています。相手に理解してもらおうという期待はせずに、聞いてもらえる相手がいるだけよかった、と考えるといいですね。

そもそも相手に共感や承認を期待しすぎると、いざそれが叶わなかったときに不満を感じたり相手を責めたり、という結果につながります。**相手がどのような反応をするのかは相手の問題であって、自分の期待どおりになるものではない、**

ということを認識しましょう。

ただ、なかにはこちらが頼んでもいないのにアドバイスや反対意見をよこそうとする人もいます。そういう動きをする可能性がある人にはあらかじめ、「話を聞いてもらいたいだけ」と釘《くぎ》を刺しておくことです。

それが難しい、または効果がない場合は、その人は相談相手としては適切ではないかもしれません。気持ちをラクにするための場でイヤな気持ちにならないように、相談相手はよく選びましょう。

POINT

人の気持ちを理解するのは難しい！
相手に期待しすぎず、
聞いてもらえる機会を大切にしよう。

CASE
03

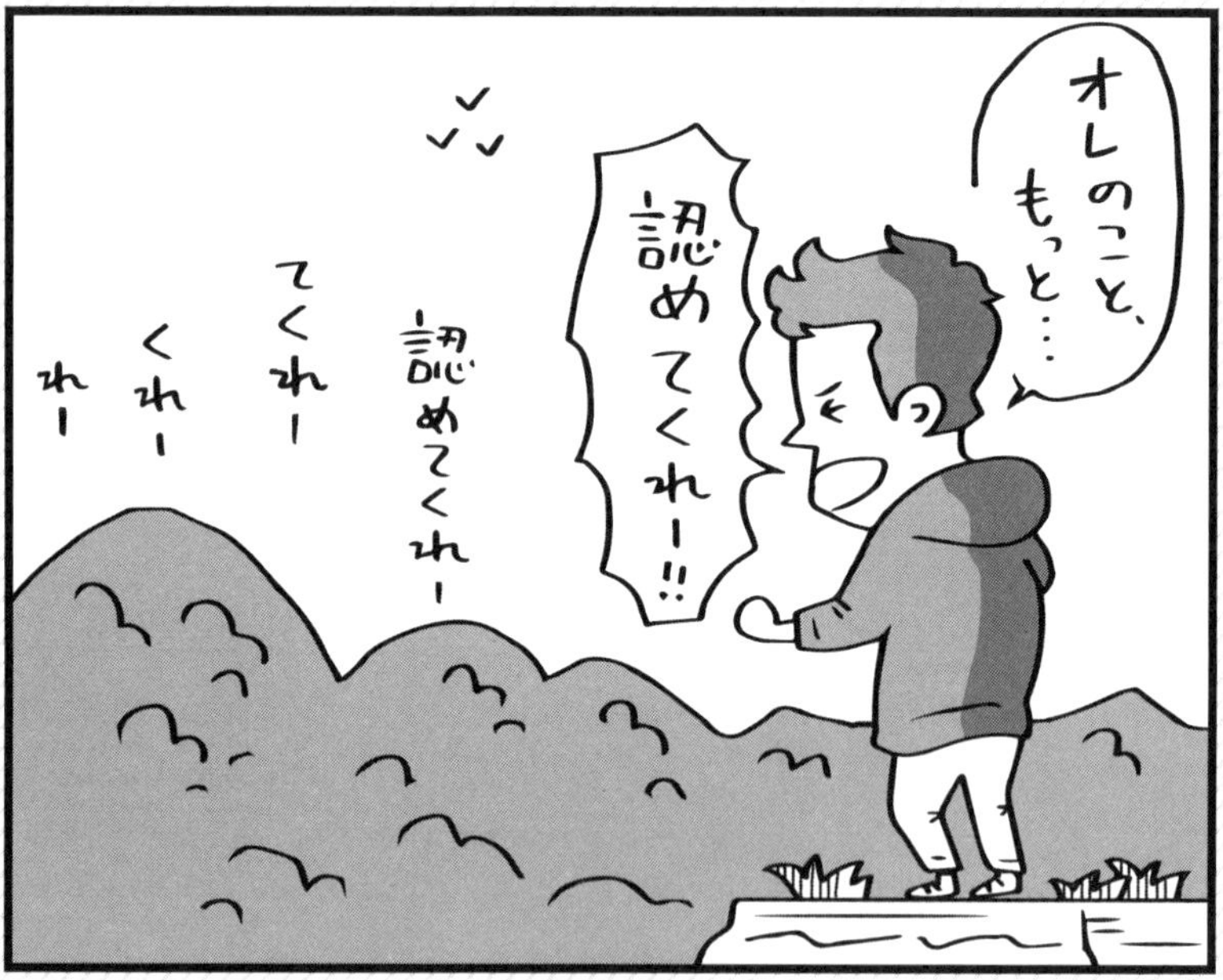
オレのこと、
もっと…
認めてくれー!!
認めてくれー
てくれー
くれー
れー

必要だと言われたい。認めてもらいたい

他者から認められたい、という気持ちは、いわゆる「承認欲求」と呼ばれるものです。自分のことを必要だと言ってほしい、という思いも、他者から存在意義を肯定してもらいたい気持ちの表れなので、承認欲求の一種といえるでしょう。

最近は、世間一般でも承認欲求という言葉をよく耳にするようになりました。どちらかというとネガティブなイメージで語られることが多いようですが、承認欲求は悪いものなのでしょうか？

私の意見は、承認欲求をもつこと自体は悪いことではないけれど、**承認欲求を満たす方法として他人に依存してしまうのはあまり良くない**、ということです。

たとえばＳＮＳでたくさん「いいね」が欲しい、と思っている人は多いと思いますが、「いいね」欲しさに過激なことや他者を傷つける行為に走ってしまう人もいます。

これはやはり良くないですよね。

承認欲求は自分の現状に満足していない人のほうが強くなる傾向があります。なぜなら、自分自身を認められない代わりに他者の評価を求め、安心感を得たい、という心理が働くからです。

しかし、この考えが強くなると、人に認められるために行動するようになってしまい、結果的に、いつも上司に媚《こび》を売る人や評価を得るためにまわりを蹴落《けお》とす人になってしまいます。

そうならないために、承認欲求は他者に満たしてもらうのではなく、自分で満たすことが重要です。

その第一歩として、**簡単なことでいいので1日に1つ、自分に課題を与えてみましょう。**「収集日にゴミを出す」「5分散歩をする」「食事代わりにお菓子を食べない」など、自分にとってそんなに難しくないことがいいでしょう。

達成できたらメモ帳にチェックマークをつけていきます。それを地道に繰り返すと、チェックマークがたくさん並びますから、それを見て、「おお、意外とがんばったな」と思えるようになれば、自信がついて自己肯定感も高まります。

自分を好きになって自信をもてるようになると、他者からの承認に依存する割合が自然と減っていきます。承認欲求を他者ではなく自己で満たすようにすると、きっとメンタルも生活も安定していきますよ。

POINT

承認欲求をもつこと自体は悪くない。
ただ、人に依存して満たすのではなく、
自分で自分を認めてあげることが大事です。

CASE
04

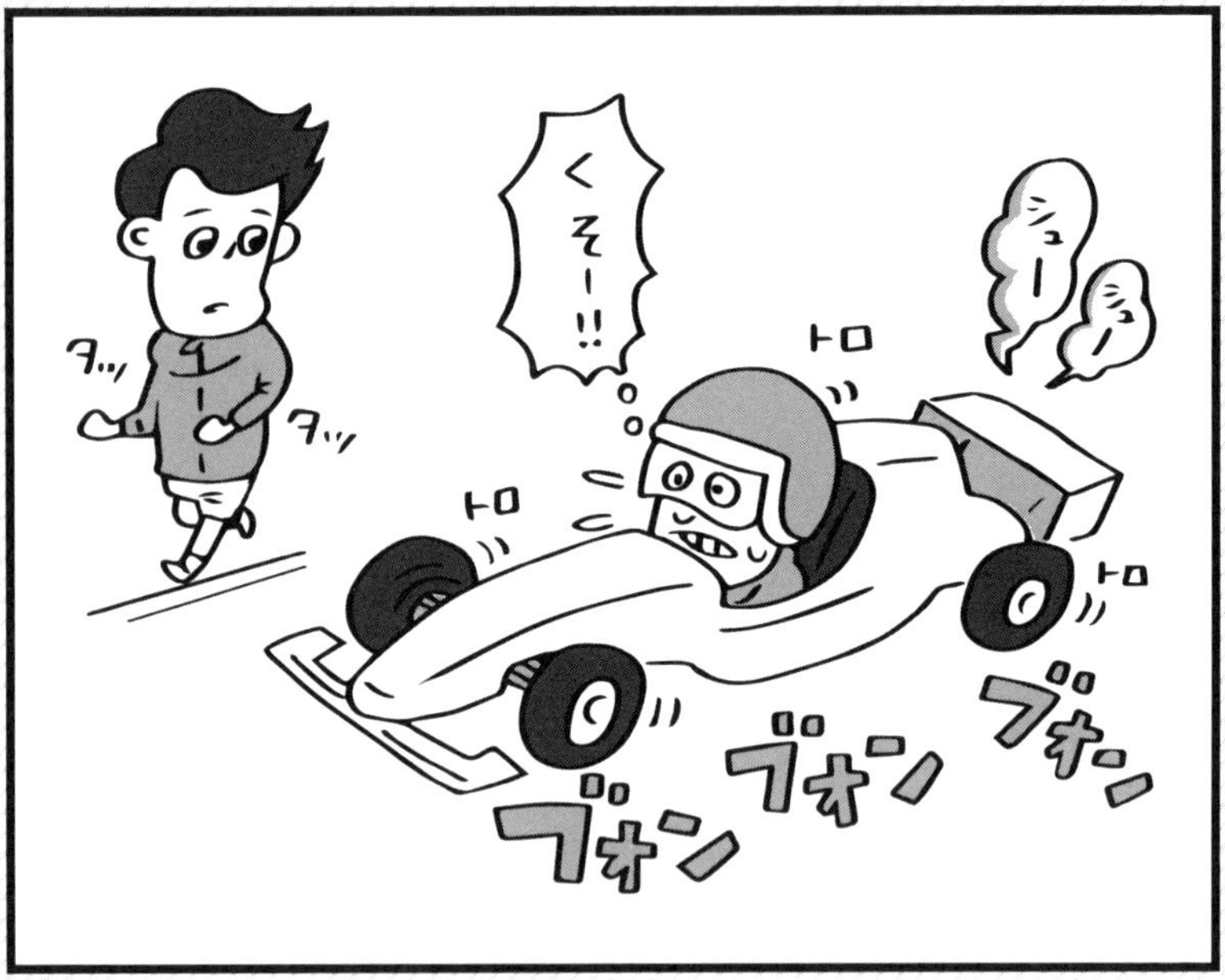
くそー!!
タッ
タッ
トロ
トロ
トロ
シュー
シュー
ブォン
ブォン
ブォン

結果が出なくて
スランプに陥っている

すべてのものにはそれ独自の〝リズム〟があります。

朝がくれば夜がくる。晴れの日もあれば雨の日もある。それと同じで、あなたにもあなた特有のリズムがあります。

だからまずは、**自分の調子やパフォーマンスにも変動がある**、ということを知りましょう。


調子が悪いときには、今までできていたことが急にできなくなって、そのせいでいっそう焦ってしまうこともあると思います。

ただ、ひとついえるのは、その状態がずっと続くことはない、ということです。


元の自分の調子に戻すためには、まずは今の状態にむやみに負荷をかけない、ということが重要です。夜更かしをしない、気乗りのしない用事は断る、今日やらなくていいことは明日やるなど、少しでも負担が少ない行動を選択しましょう。

そして今の状態でもできる小さなことから、少しずつ取り組むようにしましょう。

いったん停止した車はギア1から走り出すのと同じで、なかなかスピードが出せません。つまり**結果が出ないときは一度立ち止まって、いちばん負荷の少ないことから始めるようにしましょう。**

スランプに陥っているとき、大抵はその時点で自分にとって負荷のかかることを繰り返していることが多いので、簡単なことに時間をかけることが結果的にスランプから早く抜け出すきっかけになります。

そこから徐々にスピードに乗れれば、必然的に結果がついてくるでしょう。

POINT

スランプに陥っている場合は、
ダメなときはダメ、と割り切ろう。
しっかり体を休めて、
できることだけやればいいと考えること。

CASE
05

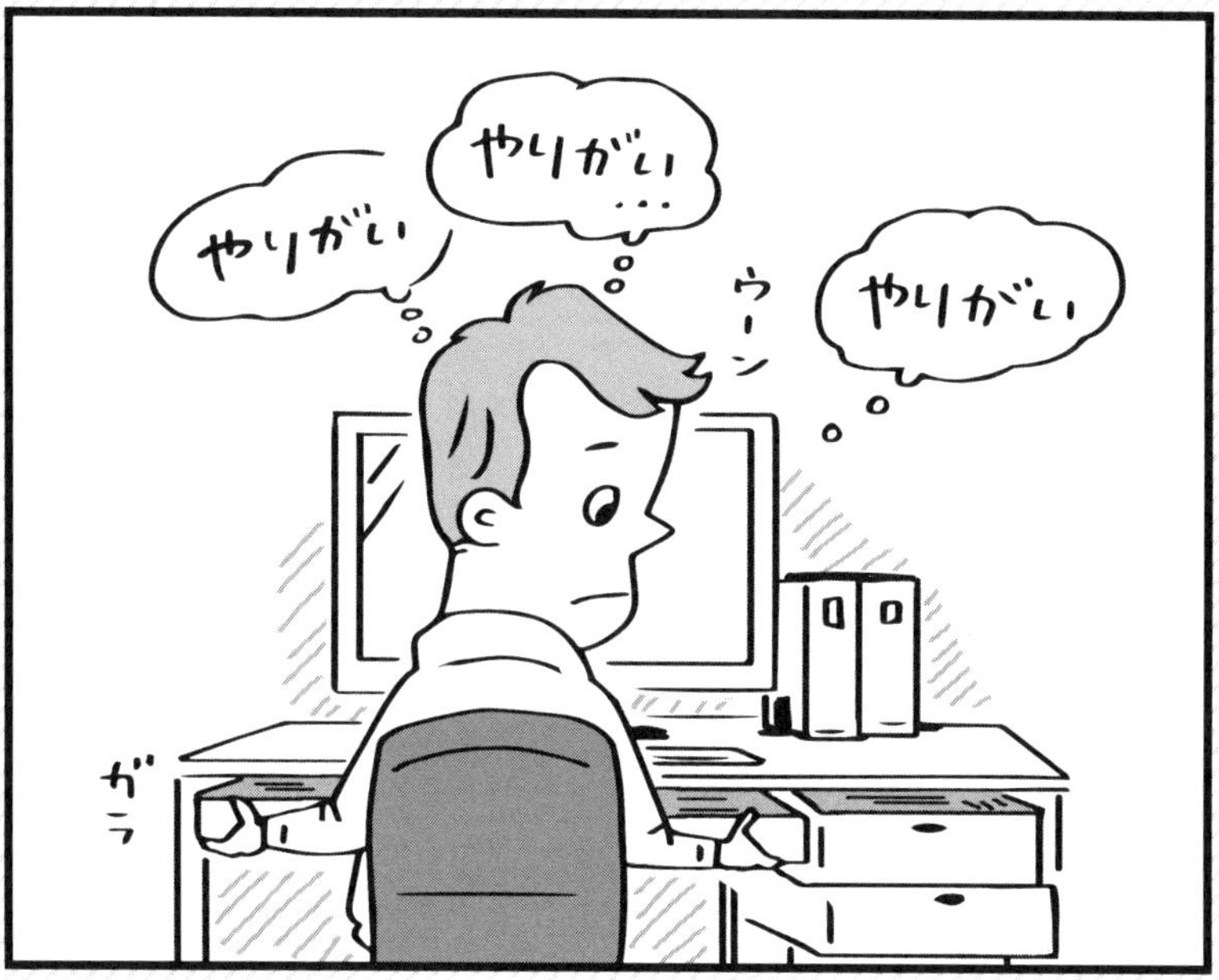
やりがい
やりがい
…
ウーン
やりがい
ガラ

仕事のやりがいが見つからない

仕事のやりがい、ってなんでしょうね。実は私自身もわかっていません（笑）。こんなことを言うとツッコミを受けてしまいそうですが、実際、精神科医として仕事をしていて、「これをやりがいにしよう！」と思ったことはありません。

もちろん患者さんから感謝されたり、治療がうまくいったりしたときにやりがいを感じることはありますが、それはあくまで結果であり、それを目的に仕事をしているわけではありません。あらかじめやりがいを設定してしまうと、それがなかなか達成されないときにストレスを感じてしまうのではないかと心配になるのです。

実際に働いていて治療がうまくいかないときや、患者さんに傷つく言葉を吐かれることもあります。仕事ではいいことも悪いこともあるので、いいことがあったらラッキー！　くらいに考えています。

最近はやりがいをもてる仕事をしよう、という風潮がありますが、個人的には、**やりがいというのは自分で無理に探すものではなく、ふとした瞬間に感じるもの**だと思っています。

「仕事のやりがいは何ですか？」と聞かれたときに、スラスラ、ハキハキと答えられる人がいたら、まるで就活中の大学生の返答のようで違和感を覚えませんか？

これだ、というやりがいを明言する必要はないですし、多くの人にとって仕事はあくまでお金を稼ぐ手段です。

やりがいにこだわるよりも、仕事をするなかで楽しいと思える瞬間にできるだけ多く気づき、ストレスに感じることを減らすことが大事ではないでしょうか。

POINT

やりがいだけを目的とせず、
あくまで仕事はお金を稼ぐ手段と考える。
そして、たまに見つかる嬉しい瞬間を
大切にしよう！

CASE
06

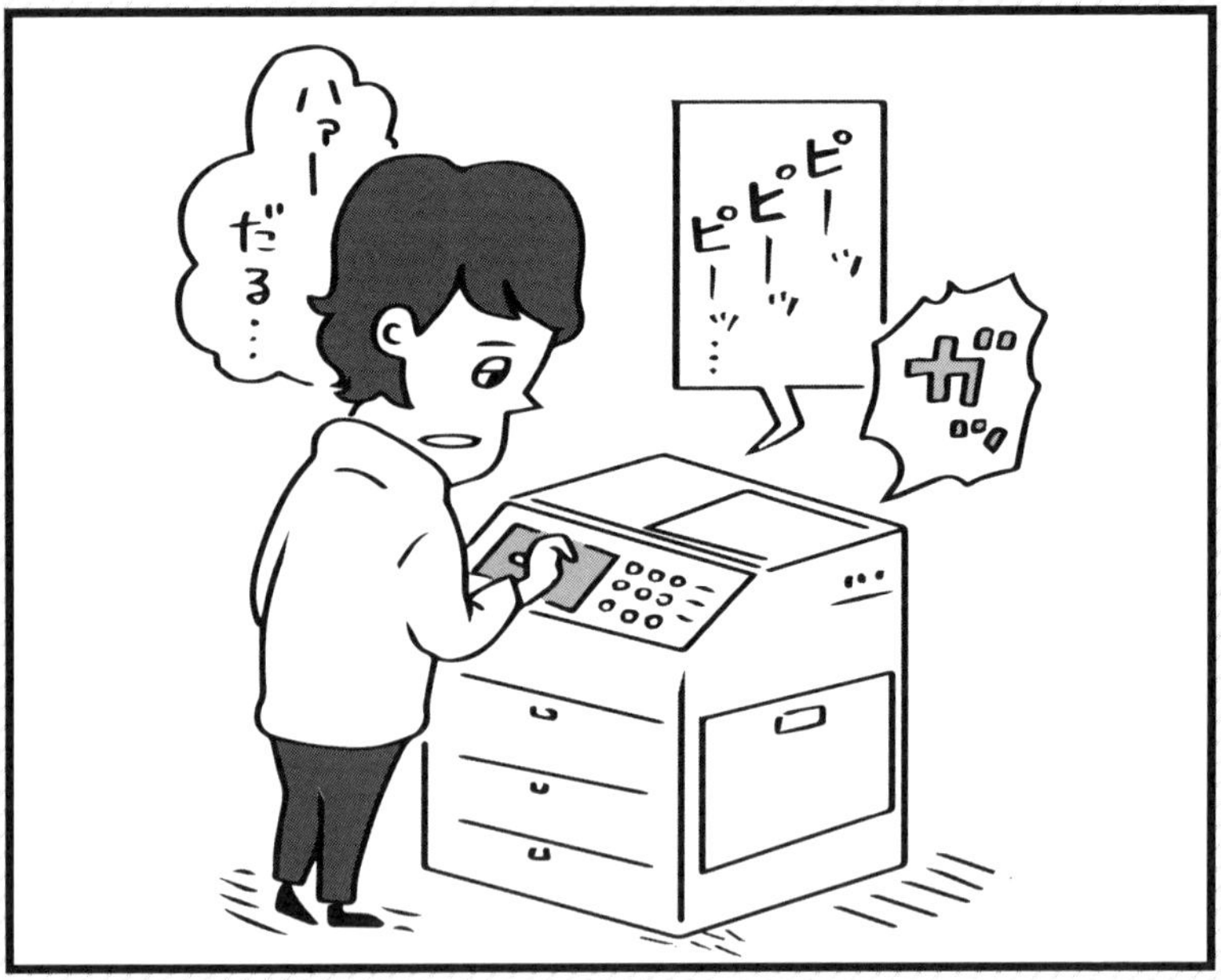
ガッ
ピーッ ピーッ ピーッ…
ハァー だる…

やりたくない雑用を
やらされている

コピーやお茶くみ、スケジュール調整など、一般的に雑用は面倒くさく、同じことの繰り返しで退屈なものです。なかなかモチベーションを上げようという気持ちになりにくいのは、ある程度仕方がないことだと思います。

そういうときは逆に、**自分がどうしたら雑用を楽しめるのだろうか、とゲーム感覚で考えてみましょう。**

人間のモチベーションは、単純作業よりも何かを考えたり創造したりするほうが、より高まるといわれています。その特性を利用して、「単純作業を面白くする方法」をできるだけたくさん考えてみるのです。

たとえば繰り返しやる必要のある雑用であれば、「今日は何分でできるかな」とか、「ハイスコアを目指そう！」などと考えてみましょう。何も考えずに黙々と手を動かすよりもやる気が湧いてくるはずです。

いかに単純作業を楽しくするか、ということを考えていると発想力も豊かになるので、思考のトレーニングにもなります。

これを続ければ、**結果的にどんな環境にも適応できる考え方が身につくようになる**ため、ちょっとしたことでも普段からやり方や工夫を考える、という姿勢はとても大切です。

退屈に感じることを楽しめる能力は、将来にわたって役立ちます。雑用を任されたときは、その力を身につけるいい機会だ、と発想を変えるといいでしょう。

POINT

「雑用は退屈だ」という先入観をもっていると、
脳が「やりたくないこと」と
とらえてしまうので、マイナスな意識は
できるだけ切り替えよう！

CASE
07

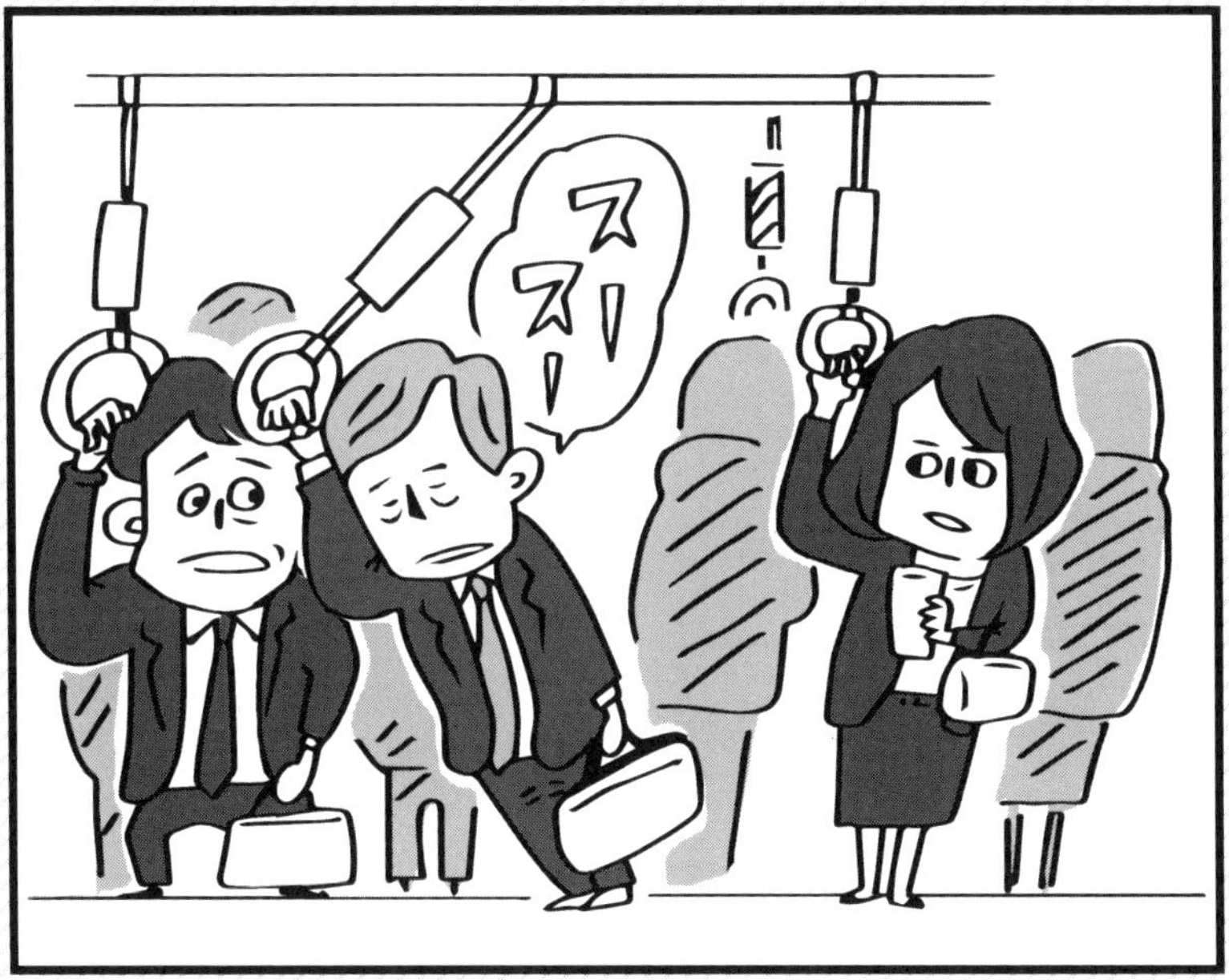

出勤と退勤の繰り返し。土曜は一日中寝るだけ

日本で働いている、いわゆる一般的なサラリーマンは、月曜日の朝から金曜日の夜まで毎日仕事に明け暮れ、週末は疲れをとるためにゆっくりするか、ときどきどこかに出かけるけれど、気づいたら日曜日の夕方になっていて、明日からまた仕事が始まると思うと憂うつになる……という生活をしている人が多いのではないでしょうか。

こう書くだけでなんだか疲れてしまいそうですね（笑）。このような日々を繰り返していると、今後もずっとこういう生活が続くのではないか、と心配になってしまうのも無理はありません。

けれど実際は、**1日1日の行動によって将来は全然違うものに変わります。**

たとえばもともと１００の能力をもつ人が１日に１％成長したとします。そうすると次の日には１０１になりますね。

1％というと大した数字じゃないように思えますが、これを365日繰り返した場合はいくつになるでしょう。なんと１００が３７７８になります。１日１％しか増えていなかった数字が、時間経過によって指数関数的に増えていくからです。

これが仮に5年続いたとすると、どのくらいになるでしょうか。

なんと7万7000ほどになります。日々の積み重ねでそれだけ将来に差が出る、ということを頭に入れておきましょう。

ここで私が言いたいのは、「だから毎日努力をしなさい！」という説教じみたことではなく、「日々のちょっとした変化によって未来は変わっていくよ」ということです。ですから毎日代わり映えのしない生活に疲れてしまっている人は、少しだけでもいいので毎日の生活に変化をつけてみてはいかがでしょう。

劇的な変化を起こすのは難しく反動も大きいですが、小さな変化を続けることで少しずつ未来の姿は変わっていきます。今の状態を少しでも変えたいのであれば、負荷にならない範囲でできることに取り組んでみましょう。

POINT

日々のちょっとした変化が未来を左右します。
そのために、少しずつでもいいから
できることをやってみよう。

CASE
08

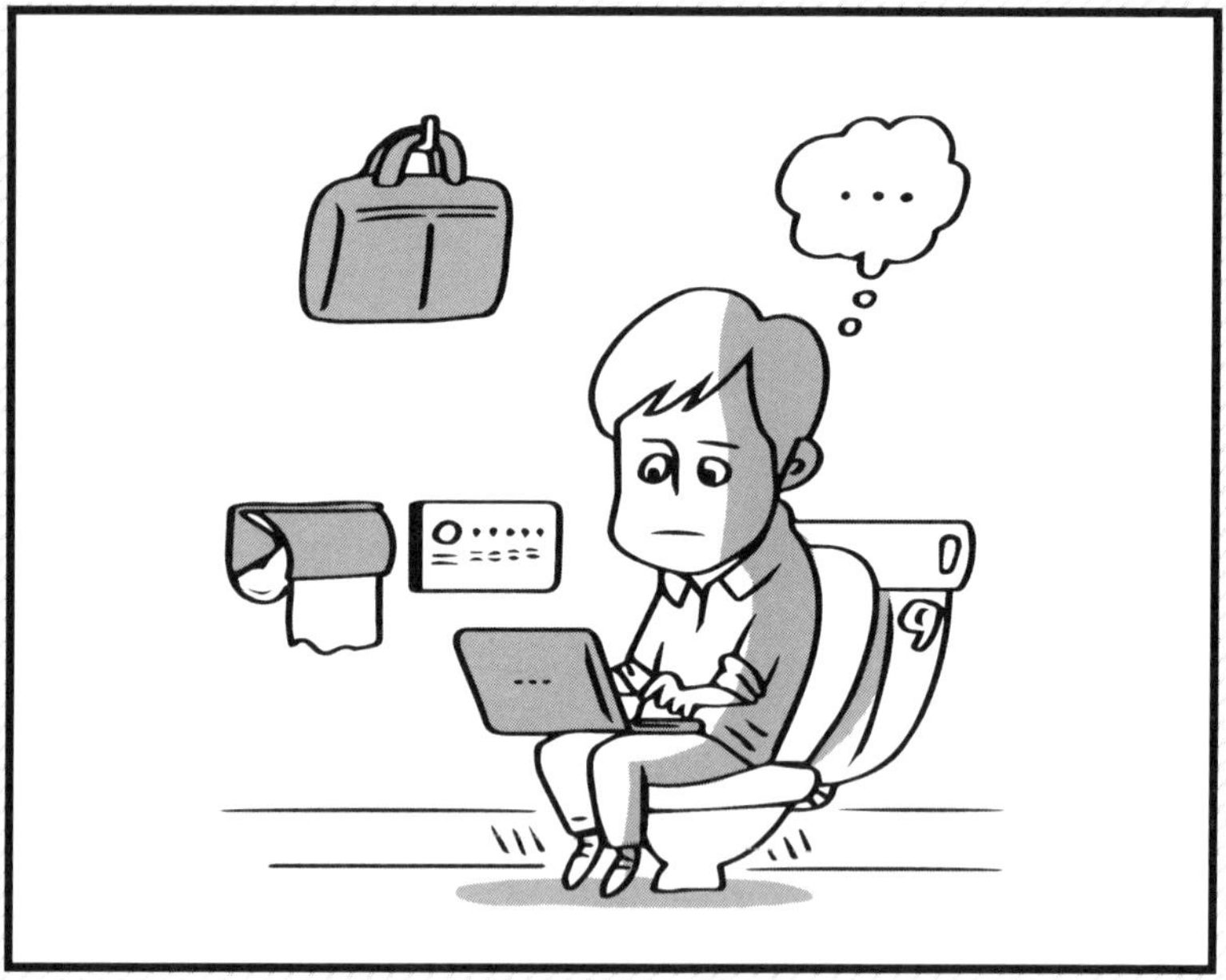

職場で心の居場所が見つからない

これは職場だけでなく学校などでも生じる問題だろうと思います。

初めに言ってしまうと、**学校や職場など不特定多数の人が集まるコミュニティが自分に合うかは、完全に「運」です。**

もちろん各種の説明会やインターンなどを通して、ある程度コミュニティの雰囲気を知ることはできたとしても、実際は配属される部署や業務内容によって、どんな人と一緒に過ごすことになるかは変わってきます。

そこでたまたま気が合う人と出会えれば良いのですが、現実には自分と合わない人がいて、居心地の悪さを感じてしまうこともあります。

まわりに馴染めず、孤独や惨《みじ》めさを感じてしまうこともあるかもしれません。運悪くそのような環境で過ごすことになってしまった場合、どうしたらいいのでしょう。

部署を移ったり転職したりして、状況の改善が図れるのであればそれがいちばんいいと思いますが、簡単には環境を変えられない、という人も多いと思います。その場合は考え方を変えて、**もはや職場環境には期待しないようにしましょう。**

自分が雇われた会社で良好な関係性を築ける相手に出会えるかどうかは、ほぼ運です。だから職場の環境にはあまり期待せず、**それとは別に、趣味や考え方が似た人たちが集まるコミュニティをもったほうが早いです。**

インターネットを使えば職場以外のコミュニティを簡単に探すことができます。同じ趣味をもつ者同士の集まりなら話も合うでしょうし、価値観も近いはずです。縛りがある関係ではないので、参加してみて自分に合わなければ、静かにそこから離れればいいのです。

職場とは別に自分に合うコミュニティを見つけられれば、仕事以外の時間がより華やかになるでしょう。そこに参加するのを心待ちにすることで、気分よく仕事ができるようになれば、普段の仕事にも良い影響を与えます。職場での人間関係に悩む人は、それ以外のところに居場所をつくる、という選択肢を考えてみてはいかがでしょうか。

POINT

職場の人間関係は運次第！
そこに期待できなければ別なところに
居場所を探したほうが建設的です。

CASE
09

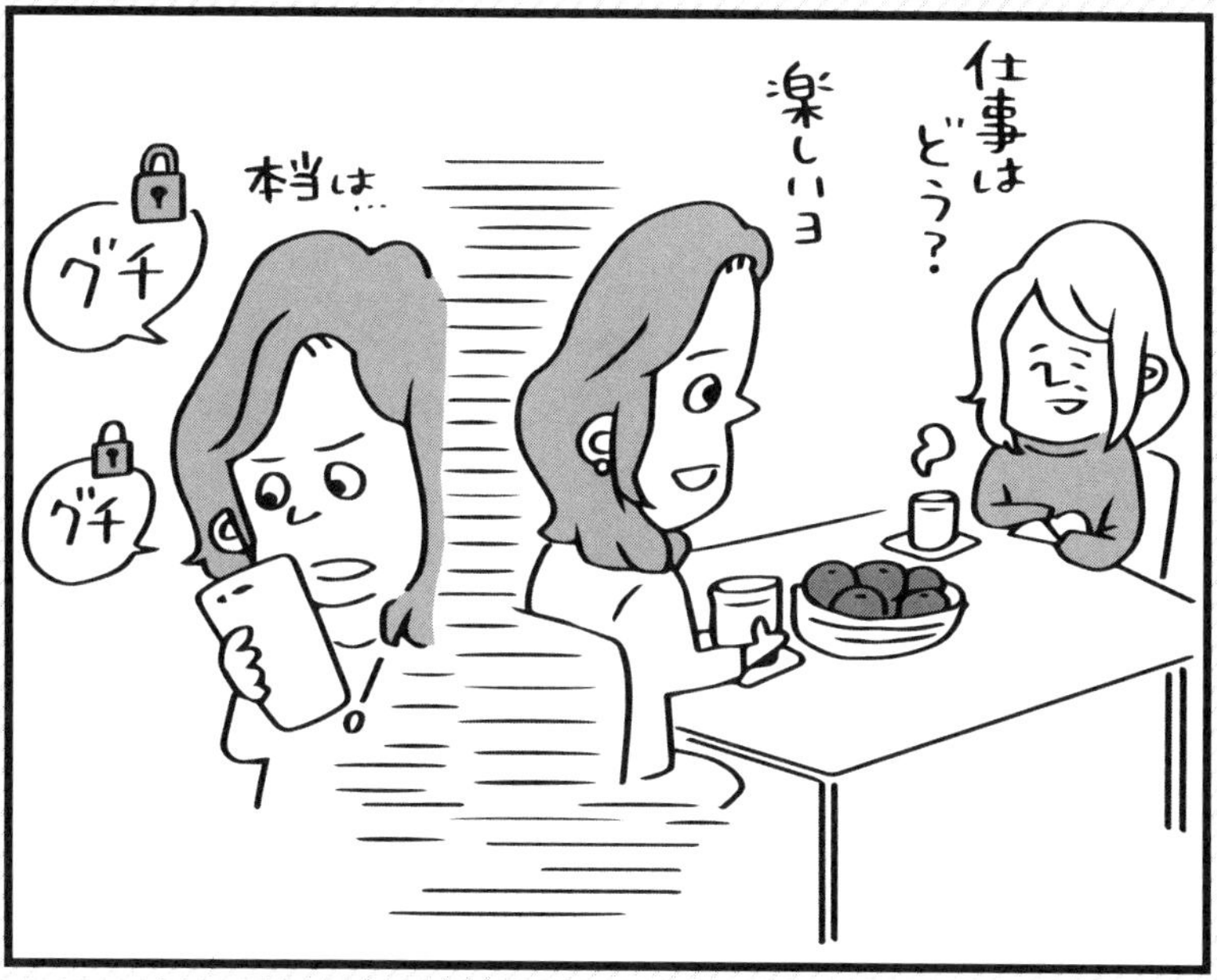
仕事はどう？
楽しいヨ
本当は…
グチ
グチ

不満を吐き出す場所がない

ネガティブな気持ちを自分のなかに留《とど》めたままにしておくと、錆《さび》のように残ってこびりついてしまうので、できれば定期的に吐き出したほうがいいですね。

でも、ネガティブな気持ちって、吐き出すのが難しい。

とくに仲の良い友人や家族に対しては、「心配させたくない」「弱いところを見せたくない」と考える人も多いでしょうから、ネガティブな気持ちを伝えづらいのは仕方がないともいえます。

そんな人が少しでもネガティブな気持ちを吐き出すことができる場として、ＳＮＳを活用するのはどうでしょうか。いわゆる「病《や》み垢《あか》」というやつですね。

「病み垢」と聞くとあまりいい印象を受けないかもしれませんが、上手に活用するとメリットもたくさんあります。

ＳＮＳは匿名でも使えるので、普段だったら言えないネガティブな内容を書き込むことで気持ちを落ち着かせたり、自分と近い考えの人から共感や励ましのコメントをもらえたりします。さらには情報収集にも使えるため、上手な気持ちの切り替え方などを学べるかもしれません。

ただし、使い方を間違えると当然、悪影響もあるので注意しましょう。

いちばん大事なのは、**「ネガティブな気分になる情報には接しない」**ということです。

ネガティブな気持ちを和らげるためにやっているのに、結果的にさらにネガティブになってしまったら、なんの意味もありません。

ＳＮＳの多くはブロックやミュートができるので、「あ、これは見ないほうがいいな」と思った場合は、早めに情報を遮断しましょう。

また、ネガティブな気持ちが人への攻撃や誹謗《ひぼう》中傷につながらないようにしましょう。自分の気持ちを優先するあまり、それ以外の人を傷つけることがないように注意してください。

さらにいえば、「病み垢」はあくまでも実生活で不足しているものを補うための役割なので、そちらがなにより優先されたり、依存したりしないように注意しましょう。あくまで自分の生活をよくするためのツールなので、「病み垢に書き込むこと」が目的にならないように気をつけてください。

POINT

ＳＮＳでネガティブな気持ちを
吐き出すのもアリ！
ただし使い方には十分注意して、
自分を追い込まないように。

CASE
10

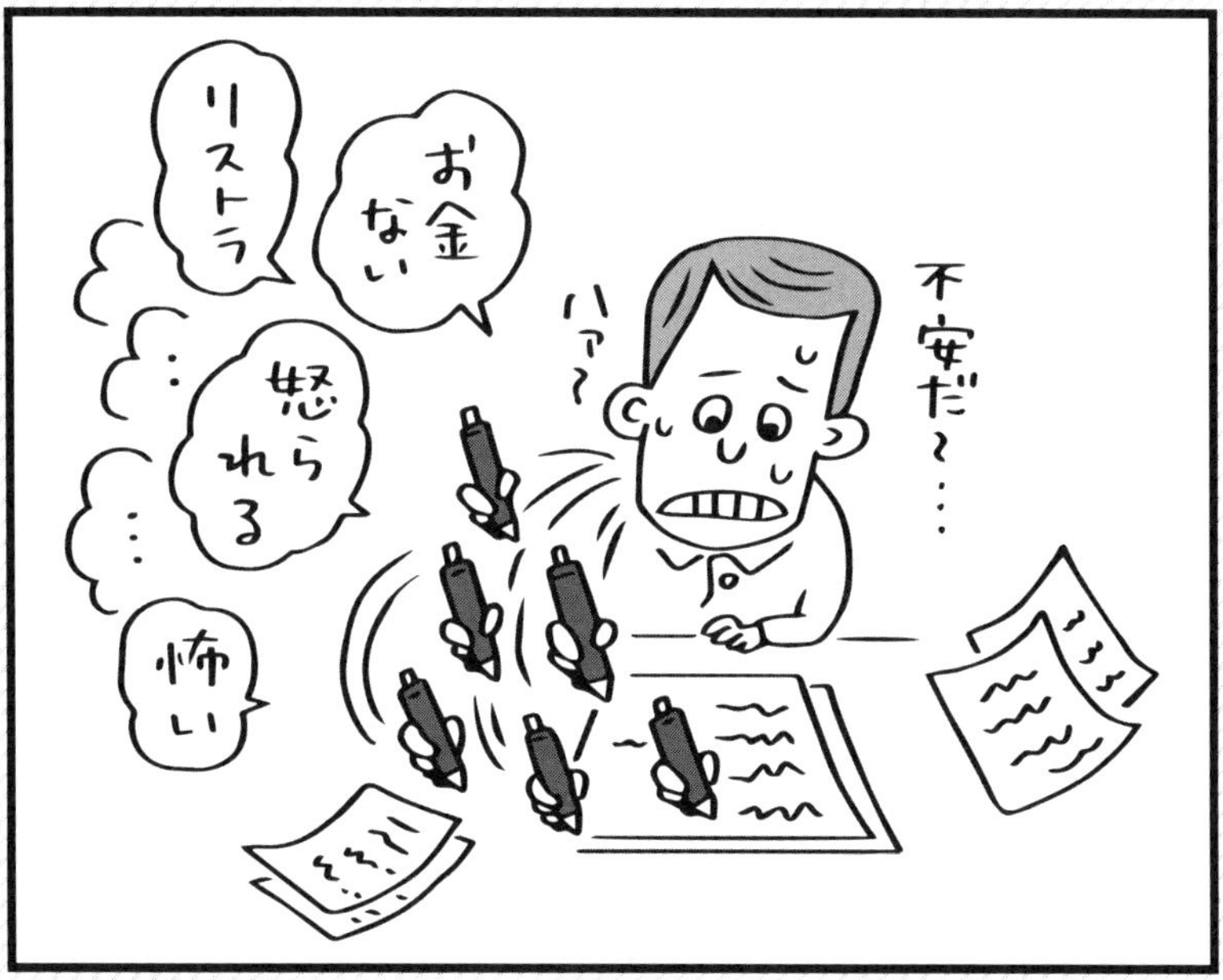
不安だ〜…
ハア〜
お金ない
リストラ
怒られる
怖い

漠然とした不安に流され、同じところを回っている

不安を解消するためには、頭のなかにある心配事を書き出すといい、という話を聞いたことがある人は多いと思います。

もし、初めて聞いたという人で、今現在、不安を感じているのであればぜひこれを実践してみてください。

そもそも精神医学的にいう不安とは、「対象がハッキリしない、漠然とした恐れや緊張感などの不快な感情」と定義されています。つまり、不安とは「なんだかよくわからないもの」を指しているのです。

なんだかよくわからないから怖いし、どう対処したらいいかわからない、というのが不安を抱える人に共通する悩みだと思います。

しかし**心配事を紙に書き出してみると、不安の全体像がハッキリして、自分が何に対して恐れを抱いているのかが明確になってきます。**

すると不安の原因やそれを解決するために必要なことが見えてきて、それだけで心のモヤモヤが少しずつ軽減されていくのです。

たとえば、突然不安に襲われたときは、頭のなかでそれが起こった原因を考えて、紙に書き出してみます。そうすると「将来の生活が不安」「来週のプレゼンが不安」など、具体的な内容が挙がってくるはずです。

次に、それを眺めてどうしたら不安が軽減するかを考えてみましょう。

将来の生活が不安だったら、今のうちに健康を維持しておこう、とか、お金を貯めておこう、などの具体策が浮かぶでしょうし、プレゼンが不安だったら、失敗しないように準備をしておこう、などと対策ができるでしょう。

不安を書き出して明確にするというのは、暗闇のなかに見える滑走路の光と同じで、暗いなかでも次に進む方向を指し示してくれるようになります。

さらに、より具体的に不安の原因を書き出せるようになると、むしろそれは不安ではなく「課題」になります。だからこそ不安を具体的にするのが大事なのですね。

ただ、自分でも理由がわからない漠然とした不安が長時間続いてしまう場合は、「不安障害」という精神疾患の一種かもしれません。

不安障害になると、不安が強く長く続くために日常生活にも悪影響が出てきてしまいます。具体的には動悸《どうき》がしたり、外出が怖くなったり、眠れなくなったりします。

不安障害は不安を制御するブレーキが壊れてしまった状態といえ、その状態では不安な気持ちを自力で鎮《しず》めるのは難しいため、早めに精神科に相談しましょう。

POINT

不安は突き詰めていくと、
やがて「課題」になる！
ただし、具体的な原因のわからない不安が
長期間続く場合は、不安障害の可能性も。

CASE 11

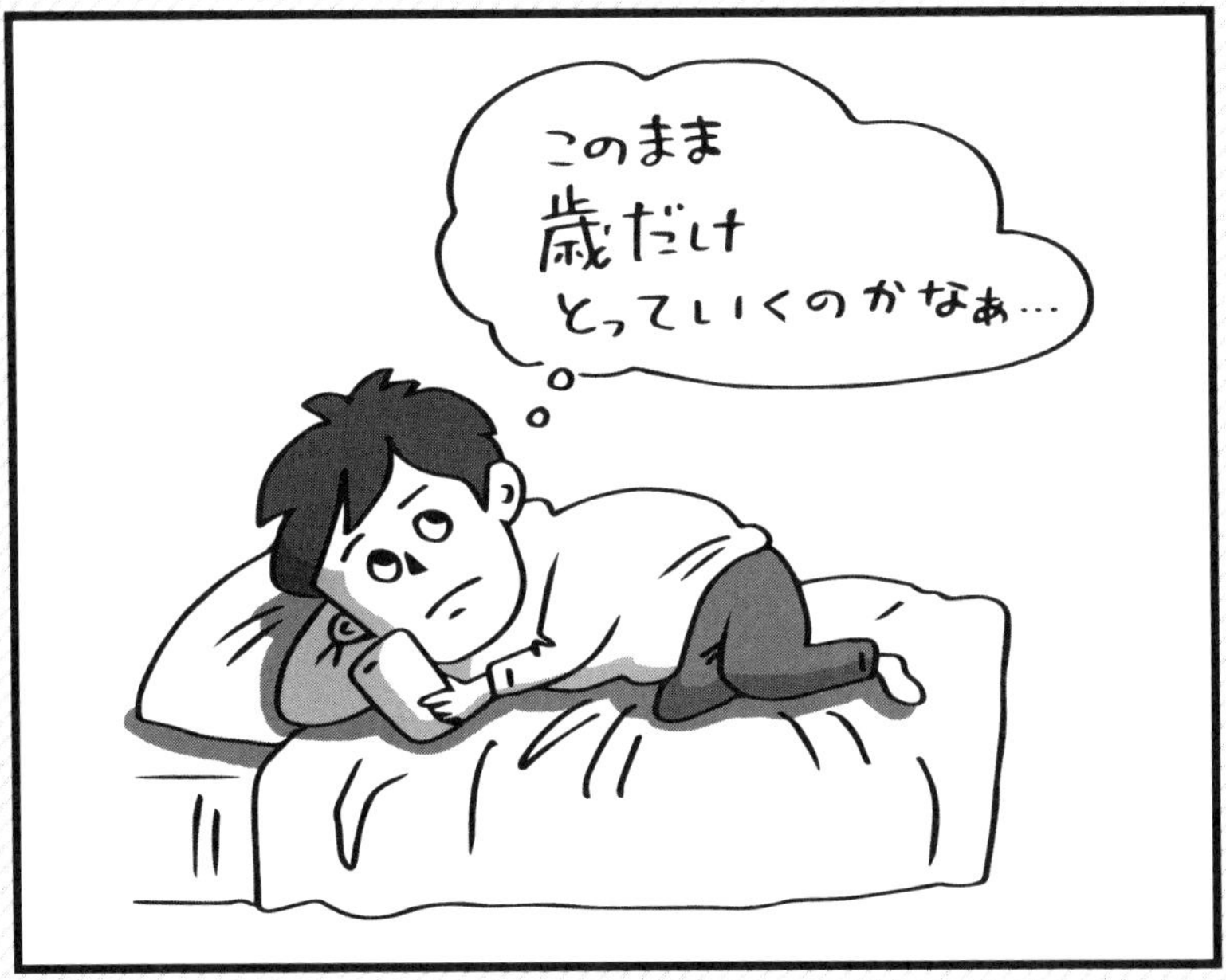
このまま歳だけとっていくのかなぁ…

このままを続けていいのか悩む

とくに具体的な何かに困っているわけではないのに、漠然とした不安や心配が募るということは誰でもあると思います。そういったケースの原因として考えられるのは、**「具体的な目標がとくにない」**ことです。

精神科の世界でも、空《から》の巣《す》症候群、燃え尽き症候群、荷下ろしうつ病など、目標を失ったことで精神的な不調をきたす症例が多くあります。

人間は何かしら目標がないと、進む方向ややるべきことが定まらず、その結果、何をしたらいいかわからなくなり、漠然とした不安感を抱きます。

漠然とした不安な気持ちを抱いている人は、進むべき方向がわからずオロオロしている状態といえます。

そのための解決策として重要なのは、目標を定めることです。といっても、それほど大きな目標でなくても構いません。

たとえば、3日後に友だちと遊びにいこうとか、今週中に部屋を片づけようとか、ちょっとした予定でいいんです。

そうやって**普段から小さな予定や目標を立てることに慣れてきたら、徐々に目標を大きくしていきましょう。**

ちょっとずつできることが増えてくると、視野が広がってやりたいことや興味をもつことが出てくるかもしれません。そこでもし目標が見つかれば、進むべき方向が見えて、「このままでいいのか」と悩むことも減ってくるでしょう。

人は何かしら指標があるからこそ行動にブレが生じず、漠然とした不安を抑えることができるのです。

POINT

このままでいいのかわからないときは
何かしら予定を立てよう！
それがきっかけになって、
さらに次の目標につながるかもしれません。

おわりに

最後までこの本を読んでいただき、誠にありがとうございました。

生まれて初めて自分で執筆した本であるため、すべてを書き終えた今、達成感でいっぱいです。（至らない点や言葉足らずな部分もあったと思いますが、できる限り私自身の言葉を使って伝わるように工夫したので、ご理解いただけると嬉しいです。）

インターネット全盛期ではありますが、ネットの情報と違って本は繰り返し読んだりチェックできたりすることがメリットなので、ぜひ近くに置いて繰り返し見返してもらえると嬉しいです。

「精神科を、もっと身近に！」

これは私が運営しているユーチューブチャンネルの動画冒頭の挨拶です。

「精神科」と聞くと、やはり未だに怖い印象や特殊な場所というイメージが浮かぶのは否めませんが、誰にでも関係する可能性がある、というのが精神科医になってからの私の考えです。

　というのも、精神科で扱う疾患は正常な状態からグラデーションで続いているものや、ストレスによってリスクが高まるものが多いためです。たとえば「不安」「気分の落ち込み」などは健康な人でも感じることがあるので、それだけでは問題とは言えないでしょう。しかし、ストレスが蓄積してくると不安を感じる時間が長くなったり、気分の落ち込みが強くなったりするため、気づいたら日常生活に影響が出て精神科にお世話になる、ということもありえます。

　だからこそ普段からストレスを溜めない考え方を身につけておくことや、精神科を身近なものと認識して予防の意識を高めることが多くの人に必要ではないかと思うのです。

「自分は大丈夫だろう」と思っていても、今の世の中では何が起こるかわかりません。また、たとえあなたは大丈夫だったとしても、まわりで精神科にかかる人は確実に増えていくので、そういう人々への対応を迫られることもあるでしょう。そうすると結局、精神疾患も精神科も他人事と言えなくなります。

だからこそできるだけ多くの人に「精神科をもっと身近に」感じてほしくて、精神科医である私自身が、精神科についての発信を続けています。

私はツイッター、インスタグラム、ティックトックなどユーチューブ以外のＳＮＳもやっています。これらのＳＮＳでは精神科の話だけではなく、飼い猫の写真やネタ動画などもありますので、興味のある方は〝dr_sidow〟で検索してみてください。ＱＲコードも載せておきます。

私がこの本で伝えたかったのは、「メンタルが弱くても、考え方や行動を変えればストレスは減らせる」ということです。

泳ぎ方を知らずにいきなり泳げないように、ストレスの減らし方を知らなければ、当然すぐにできるようにはなりません。だからこの本を活用して柔軟な考え方を身につけ、少しでも生きやすい生活を手に入れてください。

あなたの人生の主役はあなた自身です。人生を海に、あなたを船にたとえたら、自分の考え方を変えられることはあなた自身で船の舵取りができるようになることと似ています。

人生という航海で、少しでも荒れた海域を回避するために、自分であらかじめ避けられる技術を身につけられるようになれば、きっとあなたの思い描く方向に進むことができるでしょう。

YouTube チャンネル
「メンタルドクター Sidow」

Twitter：@dr_sidow

メンタルドクター Sidow（めんたるどくたー・しどう）

精神科専門医×YouTuber。

東京都生まれ。国立筑波大学附属高等学校を経て、東邦大学医学部を卒業後、2年間の研修期間を経て精神科を選択する。精神科専門医。医学博士。現在は都内の精神科病院に常勤医として勤務。

精神科医として働くなかで、世間の精神疾患に対する偏見や誤解の解消、精神科への早期受診の必要性を実感し、SNSで精神科の情報発信を始める。馴染みやすさと分かりやすさを重視した精神科に関する発信が、精神疾患のある人にとどまらず話題となり、YouTubeやTwitterなど自身が運営するSNSの総フォロワーは10万人を超え、さらに人気急上昇中。

YouTubeが注目する次世代のクリエイター「YouTube NextUp 2019」の日本代表にも選出される。

メンタルドクターSidowが教《おし》える
人《にん》間《げん》関《かん》係《けい》も仕《し》事《ごと》も「しんどいこと」をリセットする方《ほう》法《ほう》

2020年11月1日　第1刷発行

著　者／メンタルドクター Sidow
発行者／佐藤 靖
発行所／大《だい》和《わ》書房
〒112-0014　東京都文京区関口1-33-4
電話　03（3203）4511

ブックデザイン・DTP／次葉
イラスト／ヤギワタル

本文印刷／信毎書籍印刷
カバー印刷／歩プロセス
製本所／小泉製本

©2020 Sidow, Printed in Japan
ISBN 978-4-479-76159-4
乱丁・落丁本はお取替えいたします
http://www.daiwashobo.co.jp